Übersichtsplan

XVIII.

XVII.

XVI.

XV.

VIII.

VII.

VI.

(18)

(5)

U W V

U Michelbeuern – AKH

U Alser Straße

U Josefstädter Straße

U Thaliastraße

U Burggasse
Stadthalle

Westbahnhof U

U

U Zieglergasse

U Gumpendorfer
Straße

U Margaretengürtel

(11)

Schönbrunn
U

SpringerWien NewYork

Wolfgang Regal
Michael Nanut

WIEN
für Mediziner

15 Spaziergänge durch das
alte medizinische Wien

Dr. Wolfgang Regal
Wien, Österreich

Dr. Michael Nanut
Wien, Österreich

© 2007 Springer-Verlag/Wien • Printed in Austria
Springer-Verlag Wien New York ist ein Unternehmen von
Springer Science+Business Media
springer.at

Bildquellennachweis:
Bildarchiv des Instituts für Geschichte der Medizin der Medizinischen Universität Wien:
Seite 58, 62, 63, 146, 150, 153, 154, 155; Veröffentlichung mit freundlicher Genehmigung von
Doz. Dr. Manfred Skopec.
Doz. Dr. Ernst Zadrobilek: Seite 83;
Alle übrigen Fotos und Abbildungen: Dr. Wolfgang Regal

U- und S-Bahnplan: mit freundlicher Genehmigung der Wiener Linien
Übersichtskarten: Martin Gaal

Lay-out und Satz: Martin Gaal
Druck: Holzhausen Druck & Medien GmbH. 1140 Wien, Österreich
Gedruckt auf säurefreiem, chlorfrei gebleichtem Papier – TCF
SPIN: 11892908

Mit zahlreichen Abbildungen

Bibliografische Information der Deutschen Bibliothek
Die Deutsche Bibliothek verzeichnet diese Publikation in der Deutschen Nationalbibliografie;
detaillierte bibliografische Daten sind im Internet über http://dnb.ddb.de abrufbar.

ISBN-13 978-3-211-48639-9 Springer-Verlag Wien New York

Vorwort

Wien – medizinisch. Auch von dieser Seite kann Wien betrachtet werden. Spuren finden sich in dieser Stadt fast überall, war sie doch – medizinhistorisch betrachtet – noch vor gar nicht allzu langer Zeit das „Mekka der Medizin".

15 Spaziergänge durch das alte medizinische Wien sind beschrieben. Natürlich konzentrieren sich die Touren um die Innere Stadt und den neunten Bezirk, denn hier war das mittelalterliche Wien und am Alsergrund entstand das Allgemeine Krankenhaus. Einige Touren führen jedoch auch aus der Stadt hinaus und zeigen Wien von versteckteren Blickwinkeln. Liegen sie doch abseits der ausgetretenen touristischen Pfade und entwickeln so einen ganz eigenen Reiz.

Die Orientierung im Buch – und hoffentlich auch in Wien – fällt leicht. Hat man sich für eine Tour entschieden, hält man sich an den Übersichtsplan. Da der Mensch nicht nur von Medizin allein lebt, gibt es zusätzlich noch kunsthistorische Notizen und eine Liste guter Gast- und Kaffeehäuser. So lassen sich die gewonnenen Eindrücke sogar „wiengerecht" verdauen.

Den Museen ohne fixe Öffnungszeiten, sie enthalten Spezialsammlungen, die es so nur in Wien gibt, ist eine eigene Museumstour gewidmet.

Viel Spaß beim touren durch ein anderes Wien, sowohl für jene, die die Stadt zum ersten Mal erkunden als auch für jene, die sie als „ihre Stadt" bezeichnen.

Wolfgang Regal
Michael Nanut
Wien, im Frühjahr 2007

Inhalt

Eine ganz kurze Geschichte der Wiener Medizin

Obwohl bereits keltische und römische Ärzte, zum Teil über 2000 Jahre alte Spuren ihrer ärztlichen Tätigkeit im Wiener Raum hinterlassen haben, beginnt die wissenschaftliche Medizin in Wien erst mit der Gründung der Universität im Jahr 1365. In den ersten Jahren der noch jungen Universität spielte die medizinische Fakultät aber nur eine untergeordnete, eher recht bescheidene Rolle. Das änderte sich jedoch 1394 mit der Berufung Galeazzo di Santa Sofias aus Padua. Er führte die Anatomie als Lehrfach ein und ließ 1404 die erste anatomische Obduktion nördlich der Alpen durchführen. Mit seinen Schülern unternahm er bereits botanische Exkursionen, so genannte „Herbulationen" in die Umgebung Wiens, da er erkannt hatte, dass man Heilpflanzen weit besser in der Natur als in Büchern studieren konnte. Aus den Einkünften der anatomischen Demonstrationen ließ Galeazzo ein Fakultätssiegel und ein für die Promotion benötigtes Szepter anfertigen. Für die Kosten des Spektakels, den Scharfrichter und seine Schergen – die Universität erhielt ja nur die Leichen von Hingerichteten –, für Instrumente, Begräbnis, Seelenmesse, aber auch für Bier, Wein und Konfekt mussten die Studenten und sonstige Zuseher selbst aufkommen.

Große Leistungen und Erneuerungen kamen damals nicht von der Wiener medizinischen Fakultät. Zu erwähnen ist der tüchtige Arzt Matthias Cornax. Er stellte 1549 nicht nur die Indikation zur Schnittentbildung eines toten Kindes, er leitete sie auch und hielt dies in Wort und Bild fest. Es ist dies der erste dokumentierte Kaiserschnitt an einer lebenden Frau. Besonders beliebt war das Wiener Doktordiplom bei den Studenten damals aber nicht. Der wissenschaftliche Abstand zu anderen europäischen Universitäten war einfach zu groß. Erst als der Niederländer Paul de Sorbait 1666 die Führung der Fakultät übernahm, wurde das Wiener Diplom wieder erstrebenswert. Er förderte die anatomischen Studien und ging als furchtloser aber dennoch erfolgloser Kämpfer gegen die Pest in die Annalen der Fakultät ein.

Eine neue Epoche für die Wiener Medizin begann erst wieder mit dem Holländer Gerard van Swieten, den die Kaiserin Maria Theresia 1745 aus Leyden nach Wien berief. Er reorganisierte das gesamte österreichische Sanitätswesen und reformierte autoritär das Medizinstudium gegen alle Widerstände. Für Anton de Haën, den er nach Wien berief, schuf er die erste Universitätsklinik im Bürgerspital. De Haën war der erste Professor an der medizinischen Fakultät in Wien, der nicht vom Katheder herab dozierte, sondern die Studenten direkt am Krankenbett unterrichtete. Van Swieten und de Haën gelten heute als die Begründer der so genannten 1. Wiener medizinischen Schule. Unter van Swieten erhielt die Fakultät das erste anatomische Theater und einen botanischen Garten. Zur gleichen Zeit entwickelt Leopold Au-

enbrugger in Wien seine geniale Perkussionsmethode, die aber eigenartigerweise weder von de Haën noch von van Swieten in ihrer Bedeutung erkannt wurde. Der Amtsnachfolger van Swietens, Anton von Störck, führte bereits Tierversuche über die Wirkung von Pflanzenextrakten durch und gilt als Vorläufer der experimentellen Pharmakologie. Zwei damals in Wien entstandene Lehren erregten die europäische Öffentlichkeit: der tierische Magnetismus Franz Anton Mesmers und die Phrenologie Franz Joseph Galls. Beide wurden sowohl glühend verehrt als auch heftigst angefeindet. Beider Ideen gelten heute trotz all ihrer Irrtümer als bahnbrechend.

Weltgeltung erlangte die Wiener Medizin erst wieder mit der Eröffnung des Allgemeinen Krankenhauses unter Joseph II. im Jahr 1784. Einer der ersten Direktoren im Allgemeinen Krankhaus, Johann Peter Frank, schuf die Grundlagen für zwei, damals neue Wissenschaften, die Hygiene und die Gerichtsmedizin. Georg Joseph Beer gründete 1812 hier die erste Augenklinik der Welt. Die Geburtshilfe als eigenes Fachgebiet in Österreich schuf der Wegbereiter der natürlichen Geburtshilfe Johann Lucas Boër. Carl von Rokitansky revolutionierte die pathologische Anatomie, Joseph Skoda perfektionierte die Methoden der physikalischen Krankenuntersuchung und machte sie lehr- und lernbar. Ferdinand Hebra begründete die wissenschaftliche Dermatologie und Ignaz Semmelweis, der „Retter der Mütter", machte im Alten Allgemeinen Krankenhaus seine entscheidenden Beobachtungen. Billroth gelang hier 1874 die erste Kehlkopfentfernung und 1881 die erste Magenresektion. Sein Vorgänger Franz Schuh, seines Zeichens Chirurg und Arzt wagte die erste Herzbeutelpunktion und führte eine der ersten Äthernarkosen am Kontinent durch. Carl Koller erfand die Lokalanästhesie, Sigmund Freud arbeitete auf einigen Abteilungen im Haus und der unblutige Chirurg Adolf Lorenz begründete die moderne Orthopädie. Guido Holzknecht schuf unter primitivsten Verhältnissen die Grundlagen der Radiologie und der Radiotherapie. Durch Tuerck und Czermak wurde der Kehlkopfspiegel weltweit bekannt und Friedrich Schauta und Ernst Wertheim entwickelten ihre bahnbrechenden gynäkologischen Operationen. Die Internisten Hermann Nothnagel und Wenckebach führten die Innere Medizin zu einer neuen Blütezeit. Um die sensationellen anatomischen Präparate und Lehrbücher Josef Hyrtls riss sich die ganze Welt. Drei Ärzte erhielten für ihre Forschungen im Allgemeinen Krankenhaus den Nobelpreis. Der Psychiater Julius Wagner-Jauregg, 1927, für die Malariatherapie der progressiven Paralyse, Karl Landsteiner, 1930, für die Entdeckung der Blutgruppen und 1914 Robert Bárány für seine Arbeiten über das Gleichgewichtsorgan.

Bereits nach dem 1. Weltkrieg verlor Wien jedoch den Ruf ein Weltzentrum der medizinischen Forschung und Lehre zu sein. Ein hohes medizinisches Niveau konnte aber auch in der wirtschaftlich schwierigen Zwischenkriegszeit aufrecht erhalten werden. Endgültig dahin war es damit allerdings am 13. März 1938. Nach dem „Anschluss" an das nationalsozialistische Deutschland wurden viele Ärzte, Forscher und Studenten vertrieben oder kamen in Konzentrationslagern ums Leben. Ein Verlust von dem sich Österreich bis heute nicht wirklich erholte.

» Für meine Vorstellungen von wissenschaftlicher Tätigkeit sind Geschichte und Forschung so untrennbar verbunden, daß das eine ohne das andere für mich nicht denkbar ist. «

Theodor Billroth (1829-1894)
Chirurg

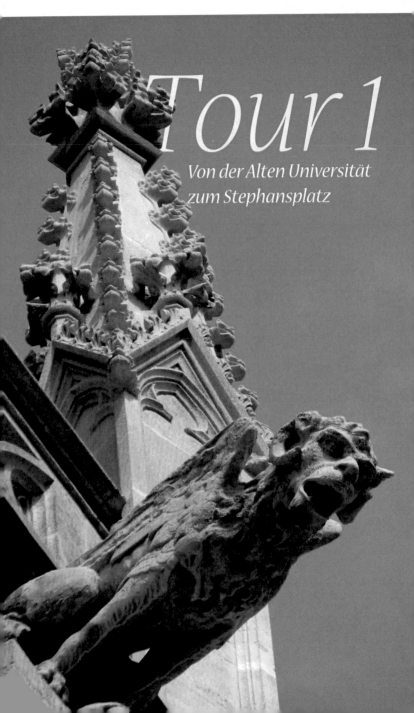

Tour 1

Von der Alten Universität
zum Stephansplatz

kenhaus auf Anweisung der Primare." Aber erst unter dem weltberühmten Pathologen **Carl von Rokitansky** erhielt die Sammlung wissenschaftlichen Wert, obwohl die räumliche Situation des Museums damals verheerend war. Erst im 1862 eröffneten Neubau des pathologisch-anatomischen Instituts konnte die kostbare Sammlung in großen und hellen Sälen präsentiert werden.

In der zweiten Hälfte des 20. Jahrhunderts entwickelte sich die 1971 in den Narrenturm übersiedelte Sammlung gleichsam zu einem „Europäischen Medizinischen Zentralmuseum" in dem viele internationale Sammlungen, die aus Raumnot oder Desinteresse heimatlos geworden waren eine Heimstätte fanden. Der Bestand der Samm-

lung wuchs von 7000 auf rund 50000 Objekte und wird auch heute noch laufend erweitert.

Das Museum ist in zwei Abschnitte gegliedert. Im Erdgeschoss eine Schausammlung, die den medizinischen Laien über Medizinhistorisches, verschiedene Krankheitsbilder, den Beruf des Pathologen und die Geschichte des Turmes informiert. Schautafeln, Statistiken, historische und aktuelle Zeitungsausschnitte, erläutern beispielsweise die Geschichte und Behandlung der klassischen Ansteckungskrankheiten Syphilis und Tuberkulose. Neben einer komplett eingerichteten Apotheke aus dem Jahr 1820, einem historischen Gebärstuhl und einer Zahnarztpraxis aus den 1960er Jahren wird auch die Entwicklung der Prothesen dokumentiert. Ein besonders schönes Exponat ist der Vertreterkoffer einer englischen Orthopädiefirma

Moulage Erfrierung

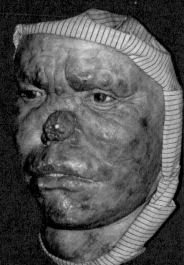

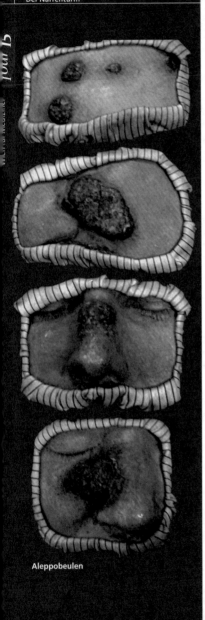

Aleppobeulen

mit Miniprothesen in Puppengröße als Muster. Ein Kuriosum entdeckt man im Raum für Erkrankungen des Magen-Darm-Traktes. Neben Darstellungen von alltäglichen Erkrankungen, wie Magengeschwüren und Darmpolypen, findet sich ein Knäuel aus Rosshaaren und Spagat aus dem Magen eines psychiatrischen Patienten, der einst seine Matratze verspeiste. Seziertische und Instrumentarium geben Einblick in die Arbeit des Pathologen.

Die wissenschaftlichen Sammlungen in den oberen Stockwerken können nur im Rahmen einer unbedingt empfehlenswerten Führung besichtigt werden. In endloser Reihe finden sich hier missgebildete und krankhaft veränderte Skelette, Glasbehälter mit Missgeburten ohne Gehirn, ohne Herz und ohne Gliedmaßen. Janusköpfe, siamesische Zwillinge, Sirenen, Zyklopen, missgebildete Gesichter und Körper neben, auch künstlerisch beeindruckenden **Moulagen** – bemalten Wachs- und Paraffinabdrücke von kranken Körperteilen, die in der Zeit vor der Erfindung der Farbfotografie die einzige Möglichkeit zur anschaulichen Dokumentation waren – von Erkrankungen, die heute selbst einem Mediziner oft nicht einmal mehr dem Namen nach bekannt sind. Hier finden sich auch Kuriositäten wie die Moulage des Röntgenschadens eines Schaustellers, der sich gewerbsmäßig am Beginn des 20. Jahrhunderts in einem verdunkelten Zelt durchleuchten ließ, um dem Publikum seine Knochen und sein schlagendes Herz vorzuführen. Eine Rarität ist auch das einzig erhalten gebliebene Stopfpräparat Wi-

ens. Stopfpräparate sind Leichen, denen die Haut abgezogen und die dann ausgestopft wurden. Die berühmtesten Stopfpräparate befanden sich einst im k.k. Hofnaturalienkabinett, wo sie aber bei einem Brand im Revolutionsjahr 1848 vernichtet wurden.

Ebenfalls zur wahrscheinlich umfangreichsten medizinhistorischen Sammlung der Welt gehören alte und neue medizinische Geräte, Münzen und Marken mit medizinischen Motiven, die weltweit drittgrößte Mikroskopsammlung und eine umfangreiche Sammlung von Berufsabzeichen von Pflegeberufen aus verschiedenen Ländern.

Der Wert der Sammlung liegt heute nur mehr zum kleinen Teil darin, Anschauungsmaterial für Medizinstudenten und andere medizinische Berufe zu sein. Weitaus wichtiger ist die Dokumentation von Krankheiten und ihren Verläufen durch mehr als zwei Jahrhunderte. Krankheiten die es heute entweder nicht mehr gibt oder die wegen neuer Therapieformen – denken wir hier etwa an die Antibiotika – in dieser Form oder Ausprägung zum Glück nicht mehr vorkommen.

Tour 15

Wien für Mediziner

Pathologisch-anatomisches Bundesmuseum Narrenturm

Altes Allgemeines Krankenhaus
Uni Campus 13. Hof, 9. Bezirk, Spitalgasse 2
(Zugang auch über Van-Swietengasse oder Sensengasse)

Öffnungszeiten:
Mittwoch 15.00 – 18.00 Uhr
Donnerstag 08.00 – 11.00 Uhr
Jeden ersten Samstag im Monat
10.00 – 13.00 Uhr
An Feiertagen geschlossen

Tel.: +43-1-4068672
Fax: +43-1-40686755
www.narrenturm.info
(Termine von Vorträgen und Events)

Information

❦ Universitätsbräuhaus

9. Bezirk, Alser Straße 4 (Campus, Altes AKH, 1. Hof)
Tel.: 409 18 15
täglich 09.00 – 02.00 Uhr

❦ Stiegl Ambulanz

9. Bezirk, Alser Straße 4 (Campus, Altes AKH, 1. Hof)
Tel.: 402 11 50-0
täglich 11.00 – 24.00 Uhr

Restaurants

Museums
Tour

XVIII Währing

Friedhof Hernals

Alszeile

Paulinengasse

③

Gilmg.

Hernalser Hauptstr.

XVII Hernals

1 Museum des Departments für Gerichtliche Medizin
2 Museum des Instituts für Pharmakognosie
3 Museum der Wiener Rettung
4 Museum der Zahn-, Mund-, und Kieferheilkunde

Museums-Tour

Detektive mit dem Skalpell

Das Museum des Departments für Gerichtliche Medizin der Medizinischen Universität Wien

Das Museum des Departments für Gerichtliche Medizin ist nicht nur eine der reichhaltigsten und interessantesten Sammlungen für Gerichtsmedizin der Welt, sondern gibt auch einen faszinierenden Einblick in die vielfältige Arbeit der „Detektive mit dem Skalpell". Mit über 2000 Exponaten ist sie ein einzigartiges „lebendiges" Lehrbuch der Gerichtsmedizin.

Die Geschichte der Sammlung beginnt erst 1875, obwohl eine eigene Lehrkanzel bereits seit 1804 existierte, damit ist sie die Älteste im deutschsprachigen Raum. 1815 wurde eine eigene, für damalige Verhältnisse, modern eingerichtete „Leichenöffnungskammer", Ecke Spitalgasse und Sensengasse, eröffnet. Als Gerichtsanatom wurde aber nicht der Gerichtliche Mediziner, sondern der Pathologe bestellt. Auch der Meister der pathologischen Anatomie, **Carl von Rokitansky**, war seit 1832 Gerichtsanatom. Rokitansky machte sich dies zu Nutze und zog alle gerichtlichen und sanitätspolizeilichen Obduktionen an sein Institut. Die Gerichtliche Medizin, die unter Rokitansky zu einem kleinen unbeachteten Teilgebiet der Pathologie verkommen war, entwickelte sich unter seinem Nachfolger **Eduard von Hofmann** (1837 – 1897) zu einer neuen modernen Wissenschaft.

In diese Zeit fällt auch die eigentliche Gründung des Museums für Gerichtliche Medizin. Hofmann sammelte reichlich Anschauungsmaterial, damit er seine Vorlesungen, die er nicht nur

Eduard von Hofmann.

Museum für Gerichtliche Medizin.

für Mediziner sondern auch für Juristen hielt, interessant gestalten konnte. Bekannt wurde Hofmann durch die Obduktion der 200 Leichen des Ringtheaterbrandes – in der Sammlung findet sich auch der verkohlte Kopf einer Leiche vom Ringtheaterbrand, der am 10.1.1882 obduziert wurde – und sein Gutachten über den Tod des Kronprinzen Rudolf in Mayerling. Unter Hofmann erlebte die Wiener Gerichtsmedizin eine Blüte. Sein klassisches "Lehrbuch der gerichtlichen Medizin" verbreitete den Ruhm der Wiener Gerichtsmedizin weltweit.

Leopold Breitenecker, der 1959 die Lehrkanzel übernahm, ordnete die wertvollen Bestände der Sammlung neu und katalogisierte sie. Das Museum, wie es sich heute präsentiert, geht im Wesentlichen auf das Engagement Breiteneckers zurück. Die Einteilung des Museums entspricht großteils den Kapiteln der gerichtlichen Medizin. Jeder Schrank des Museums ist einem bestimmten Thema gewidmet. Neben den Präparaten besitzt das Museum auch eine umfangreiche Sammlung von Tatwaffen. Von primitiven Werkzeugen bis zu modernsten Waffen ist hier alles vertreten. Die zugespitzte Feile mit der **Luigi Lucheni** am 10. November 1898 in Genf Kaiserin Elisabeth erdolchte, befand sich einst ebenfalls hier im Museum. Heute wird das Tatwerkzeug im „Sisi-Museum" in Wien (siehe Tour 2) gezeigt. Auch der Kopf des Attentäters Lucheni befand sich in Wien. Am 24. 12. 1985 wurde der Kopf des Mörders in Formaldehyd vom Gerichtsmedizinischen Institut in Genf ins Patholo-

gisch-Anatomische Bundesmuseum im Narrenturm überstellt. Besichtigt konnte der Kopf aber nie werden. Im Jahr 2000 bestattete man letztendlich das mittlerweile recht unansehnliche Präparat in den sogenannten Anatomiegräbern am Wiener Zentralfriedhof.

Die Präparate des Museums bieten einen einzigartigen Überblick über die verschiedensten natürlichen und fremdverschuldeten Todesarten und Leichenveränderungen durch Brand, Wasser oder elektrischen Strom. Ein Schaukasten, der an eine Schmetterlings- oder Käfersammlung erinnert, ist mit dem Titel „Leichenflora" beschriftet. Aus den Entwicklungsstadien von Fliegenlarven und anderem Getier das sich auf lange liegenden Leichen findet, können Gerichtsmediziner unter anderem ja auf den Todeszeitpunkt rückschließen. Einige große Kriminalfälle des vorigen Jahrhunderts sind ebenfalls durch Präparate dokumentiert. Eine Sammlung von Obduktionsprotokollen, die bis ins Jahr 1842 zurückreichen, vervollständigt dieses außergewöhnliche „Lehrbuch" der Gerichtsmedizin.

Museum des Departments für Gerichtliche Medizin

9. Bezirk,
Sensengasse 2

Kontakt für Anfragen und Führungen:
Tel.: +43-1-4277 65701

Derzeit ist das Museum nicht öffentlich zugänglich. Besucht werden kann es nur gegen Voranmeldung und für einschlägig Vorgebildete.

Information

Drachenblut und Bibergeil

*Die historischen Sammlungen des Instituts
für Pharmakognosie*

Das Museum des Instituts für Pharmakognosie informiert nicht nur über seltene pflanzliche, mineralische und tierische Drogen aus praktisch allen Teilen der Welt, sondern stellt auch pharmaziehistorisch wertvolle Apparaturen aus dem Laborbereich, Apothekengeräte, Standgefäße und Arzneibücher aus mehreren Jahrhunderten vor. Apothekeninventar, Mörser, Destillierapparate, kuriose Verpackungen, Aufbewahrungsgefäße aus Holz, Zinn, Glas und Porzellan erzählen dem Besucher die spannende Geschichte der Pharmazie.

Das Institut beherbergt heute zwei historische Sammlungen: eine umfangreiche Drogensammlung mit etwa 18000 pflanzlichen und seltenen tierischen Drogen und eine pharmaziehistorische Sammlung mit pharmazeutischen Geräten und Arzneibüchern, die bis ins 17. Jahrhundert zurückreichen. Angelegt wurde die Drogensammlung 1849 von **Damian Schroff**, der für seine Vorlesungen über „Pharmakognosie für Mediziner und Pharmazeuten" Drogen und Herbarien als Anschauungsmaterial sammelte. Durch Ankäufe und eigene Sammeltätigkeit bemühte er sich die Sammlung ständig zu vergrößern. Ein interessanter Teil der Sammlung, Drogen und Heilmittel vor allem aus China und Chile, stammt aus dem Material der wissenschaftlichen Expedition der kaiserlichen Fregatte Novara, die von 1857 bis 1859 die Erde umsegelte und reichlich naturwissenschaftliche Beute mitbrachte. Die damals sensationellen und wegen ihrer Einmaligkeit ungeheuer wertvollen Heilmittel sind bis heute in den Originalgefäßen aufbewahrt.

Die in ihren Anfängen eher kleine pharmaziehistorische Sammlung erfuhr eine bedeutenden Erweiterung als 1977

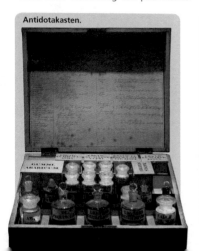

Antidotakasten.

Destillierapparat.

verschiedene Geräte der k.k. Hofapotheke vom Institut übernommen wurden. Nach Schließung der Apotheke im Jahr 1991 – in den Räumlichkeiten der ehemaligen Apotheke befindet sich heute das Lippizanermuseum – konnte das gesamte noch vorhandene Inventar in die Sammlung eingegliedert werden. Weitere interessante Stücke stammen aus der ehemaligen Bundesanstalt für Chemisch-Pharmazeutische Untersuchungen, der Anstaltsapotheke des Alten Allgemeinen Krankenhauses in Wien und aus Spenden von Privatpersonen.

Die interessantesten Exponate der beiden Sammlungen können heute in einem attraktiven Rahmen besichtigt werden. Seltene tierische Drogen wie Krebsaugen, das sind Kalk-Konkremente aus dem Magen des Flusskrebses, getrocknete Skorpione, Seepferdchen und Korallen finden sich hier neben einem ägyptischen Mumienkopf, der unter der Bezeichnung Mumia zur Herstellung von Wundmittel und Pflastern bis Ende des 18. Jahrhunderts in der Humanmedizin, in der Veterinärmedizin sogar bis zum Ende des 19. Jahrhunderts verwendet wurde. Präsentiert werden auch zum Teil kuriose Transportverpackungen wie Aloe in Affenhaut, Zibet in mit Tierhaut verschlossenen Hörnern, Bambusrohr das zum Verschicken von chinesischem Quecksilber benutzt wurde und prächtige, mit farbigem Papier beklebte Teekisten aus dem 19. Jahrhundert. Die Verpackungsmaterialen, aus denen man bereits Herkunft und Qualität der Ware erkennen konnte, sind heute seltene Raritäten, da sie in der Vergangenheit wertlos waren, oft beschädigt wurden und daher nur wenige Objekte erhalten blieben. Bibergeil, der Inhalt der Sekretionsorgane des Bibers, das bereits die Römer und Griechen bei verschiedensten Indikationen verwendeten, ist hier ebenso vertreten wie asiatisches Drachenblut – ursprünglich das Harz der Drachenblutpalme, später verschiedenste rotgefärbte Harze – das zur Blutstillung und bei Darmerkrankungen eingesetzt wurde.

Exquisite Raritäten sind ein Holzkästchen mit Gegengiften, ein **Antidotakasten** mit Originalfüllung aus dem Jahr 1865 und ein metallener Apothekenschrank des Malteser-Ritterordens, der im Krieg in Sanitätswaggons der Eisenbahn ab 1878 eingesetzt wurde. Uralte Arzneibücher, Pillenmaschinen, Zäpfchenformen, Mörser, Pressen, Mikroskope und prachtvolle Destillierapparate vervollständigen diese einzigartige Sammlung, die bereits 1898 als wissenschaftliche und touristische Sehenswürdigkeit in Wien galt.

Museum des Instituts für Pharmakognosie

Pharmaziezentrum
Eingang über Josef Holaubeck Platz
(neben der Wirtschaftsuniversität,
gegenüber dem Verkehrsamt)
Postadresse: Althanstrasse 14, 1090 Wien

Besichtigung und Führungen nur nach Terminvereinbarung möglich.
Anfragen an:
Prof. Dr. Christa Kletter
Tel.: +43-1-4277 55244
Fax.: +43-1-4277 9552
e-mail: christa.kletter@univie.ac.at

Information

Wir kommen!

Das Museum der Wiener Rettung

Bis weit in die zweite Hälfte des 19. Jahrhunderts hinein war es um die Erstversorgung und den Transport Verletzter oder akut Erkrankter schlecht bestellt. Ein organisiertes Krankentransportwesen gab es nicht. Laternenanzünder, Leichenträger oder Hausmeister wurden von Fall zu Fall als Krankenträger eingesetzt. Die Krankentragebetten und Räderbahren waren in den Gemeindehäusern der einzelnen Bezirke und in den Wachstuben der Polizei stationiert. Nicht selten erlitten die Patienten durch den unsachgemäßen Transport zusätzlich gesundheitlichen Schaden.

Der Idee **Jaromir Mundys** (1822 – 1894), einen freiwilligen Erste Hilfe- und Sanitätsdienst zu gründen, standen die Behörden aber ablehnend gegen-

über. Erst durch das Inferno des **Ringtheaterbrandes** am 8.12. 1881, bei der 386 Besucher einer Vorstellung von Jaques Offenbachs „Hoffmanns Erzählungen" verbrannten, erstickten oder zu Tode getrampelt wurden, begriffen die Behörden und auch die Bevölkerung, dass der bestehende Sanitätsdienst einer Katastrophe völlig hilflos gegenüberstand. Bereits am nächsten Tag schritt Mundy zur Tat. Gemeinsam mit seinen Freunden **Hans Wilczek** (1837 – 1922) und **Eduard Lamezan** (1835 – 1903) gründete er am 9. Dezember 1881 die „Wiener Freiwillige Rettungsgesellschaft".

Die finanziellen Mittel zur Erhaltung der Rettungsgesellschaft erhielt Mundy durch Spenden, Sammlungen und Benefizveranstaltungen. **Alexander Girardi** sang bei einem Wohltätigkeitsfest zugunsten der Rettungsgesellschaft in der Rotunde, in einem Fiaker vorfahrend am 24. Mai 1885 zum ersten

Gemälde, Ringtheaterbrand.

Fiakerlied, 1885.

Uniformkappen.

Protokollbücher.

Mal das **„Fiakerlied"**. **Johann Strauß Sohn** komponierte eigens für die Gesellschaft den Marsch „Freiwillige vor!", welchen er dem ersten Wohltätigkeitsball der Wiener Freiwilligen Rettungsgesellschaft am 30. Jänner 1887 widmete. Neben Aristokratie und Wirtschaft förderte auch **Theodor Billroth**, ein langjähriger Freund Mundys, nicht nur finanziell die „Rettung".

Mundy, der schon längere Zeit unter schweren depressiven Zuständen litt, erschoss sich am 23. August 1894 unterhalb der Sophienbrücke (heute Rotundenbrücke) am Ufer des Donaukanals. Das Modell des Rettungswesens in Wien, das mittlerweile weltweit kopiert wurde, überlebte aber den Tod seines Gründers.

Die Sanitätsstation Gilmgasse entstand 1904 durch den Umbau eines nicht mehr benötigten Notspitals. In einem Anbau entstanden Pferdestallungen, Remisen und Unterkünfte für

„Freiwillige vor!", 1887.

Tragesessel und Bahre.

Sanitäter und Kutscher, in der Mitte des Hofes eine Desinfektionsanstalt. Neben der Sanitätsstation beherbergt das Gebäude heute die historische Sammlung der Wiener Rettung. Von **Tragbahren**, ein von Mundy selbst konstruierter **Tragesessel**, über **Uniformkappen** und Ärmelabzeichen bis zu Sanitätskisten, Arzttaschen, Verbandstoffen und Medikamenten spannt sich der Bogen der ausgestellten Objekte. Protokollbücher von 1883 bis in die Gegenwart und eine Sammlung von Werkzeugen und Gegenständen, die Verletzungen verursacht oder abgewandt haben, sind hier ebenso vertreten wie die **Totenmaske** von Jaromir Mundy mit dem Einschussloch an der rechten Schläfe.

Lehrtafel Wiederbelebung.

Museum der Wiener Rettung

Sanitätsstation 17 Hernals
17. Bezirk
Gilmgasse 18

Besichtigung und Führungen nach
telefonischer Voranmeldung
Telefon: +43-1-71119 70070 · Herr Erhart
Fax: +43-1-71119 70079
E-Mail: post@ret.magwien.gv.at

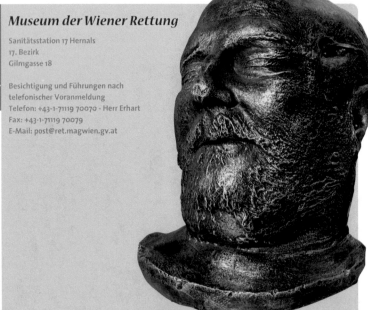

Totenmaske Mundy mit Einschussöffnung.

Vom Zahnbrecher zum Zahnarzt

Das Museum für Zahn-, Mund- und Kiefer-heilkunde

Beim Anblick der historischen zahnärzt-lichen Werkzeuge im Museum für Zahn- Mund- und Kieferheilkunde bekommt wohl auch der abgebrühteste Besucher schweißnasse Hände und bedankt sich still aber inbrünstig für die Segnungen der modernen Medizintechnik. Die Ent-wicklung des zahnärztlichen Instrumen-tariums führt auch dem medizinischen Laien die Segnungen der modernen Technik in der Medizin drastisch vor Au-gen. Das Museum für Zahn-, Mund- und Kieferheilkunde befindet sich heute nur ein paar Schritte entfernt von jenem Gebäude, in dem die Grundlage für die wissenschaftliche Zahnheilkunde in Ös-terreich gelegt wurde. Im Josephinum, in der ehemaligen militärärztlichen Akademie hielt **Georg Carabelli von Lunkaszprie** (1787 – 1842) ab 1821

Zahnärztliche Instrumente.

als erster Mediziner Vorlesungen über Zahnheilkunde.

Akademisch ausgebildete Zahnärzte waren aber noch lange Zeit eine Sel-tenheit. Die meisten Zahnbehandler be-trieben die Zahnheilkunde als konzessi-oniertes Gewerbe ohne medizinisches Wissen oder Ausbildung. In Tageszei-tungen priesen sie ihre Elixiere, Pulver und Wundermittel an und extrahierten Zähne mit **Instrumenten**, bei deren Anblick einem heute noch übel wird. Dementsprechend miserabel war das Ansehen der Zahnärzte zu Beginn des 19. Jahrhunderts. Wie schlecht der Ruf der Zahnärzte war, zeigt eine Anekdote über **Moriz Heider** (1816 – 1866), dem Nachfolger Carabellis. Carabelli wollte seinen begabtesten Schüler überreden, bei ihm Assistent zu werden. Heider soll das Ansinnen Carabellis folgenderma-ßen beantwortet haben: „Ein honetter Mensch, der etwas gelernt hat, kann kein Zahnarzt werden."

Heider ist schließlich doch einer gewor-den. Carabelli vererbte Heider nach sei-nem Tod seine wertvolle Sammlung von Zahnpräparaten, alle Instrumente und seine Ordination. An Heider lag es nun,

Georg Carabelli von Lundkaszprie

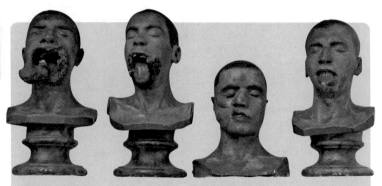

Moulagen von Kriegsverletzungen aus dem 1. Weltkrieg.

das von Carabelli begonnene Werk fortzusetzen. Neben seinen standespolitischen Aktivitäten leistete Heider Pionierarbeit auf dem Gebiet der zahnheilkundlichen Techniken. Heider war es auch, der eine Neuerung in die Zahnheilkunde einführte, die die gesamte Chirurgie übernahm: die Galvanokaustik. Während eines Gesprächs mit dem Münchner Physiker Steinheil kam er auf die Idee, das Glüheisen, das zur Zerstö-

rung des Zahnnerven verwendet wurde, durch einen elektrischen Glühapparat, einem glühenden Platindraht, zu ersetzen. In seiner 1846 erschienenen Publikation merkte er bereits an, dass die Methode auch in der Chirurgie anwendbar sein dürfte. Heider kann daher mit Recht als der Erfinder der Galvanokaustik bezeichnet werden.

In einem Nebengebäude des Zahnärztlichen Universitätsinstituts ist heute das Museum für Zahn-, Mund- und Kieferheilkunde untergebracht. Ein Teil dieser wahrscheinlich größten Sammlung Europas ist über 150 Jahre alt und geht auf die Sammlung Carabellis zurück. Portraits, Graphiken, Dokumente und zum Teil Furcht erregende Instrumente und Maschinen vermitteln einen Überblick über die Entstehung der wissenschaftlichen Zahnheilkunde in Österreich. Einfache Narkosegeräte für die Äther- oder Lachgasinhalation zeigen das Bemühen der Zahnärzte, ihre fast von jedem Menschen gefürchtete Tätigkeit so angenehm wie möglich zu gestalten.

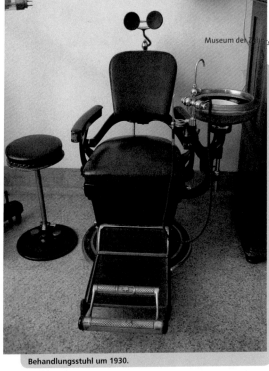

Behandlungsstuhl um 1930.

Die **Moulagen** von Mund- und Kieferverletzungen aus dem Ersten Weltkrieg zeigen realistisch die Grauen des Krieges. Diese bis ins kleinste Detail naturgerechten Wachsnachbildungen, der in diesem Ausmaß bisher nicht gesehenen Kriegsverletzungen, dienten als Anschauungsmaterial und Lehrmaterial für die Ausbildung von Zahnärzten und Kieferchirurgen. Ein Gustostückerl der Sammlung ist die original eingerichtete **Zahnarztpraxis** aus dem Jahr 1870. Sogar die Schablonenmalerei an den Wänden entspricht der Zeit. Es fehlt nur das Handtuch über dem Armbügel, in das sich der Zahnarzt die blutigen Hände wischte. Wasser, und schon gar nicht fließendes Wasser, war zu dieser Zeit in den Ordinationen ja nicht vorhanden.

Eine Sammlung von Geräten und Apparaten aus der Zahn- und Röntgentechnik runden die umfangreiche Dokumentation über die Entwicklung der Zahnheilkunde von den Zahnbrechern und Kurpfuschern, die am Markt ihre Dienste feilboten, bis zur anerkannten Wissenschaft ab.

Museum der Zahn-, Mundund Kieferheilkunde

9. Bezirk, Währingerstraße 25a
Besuch nach telefonischer Vereinbarung mit Dr. Kirchner (Kieferorthopädie)
Tel.: +43-1-42 77 67 123
 +43-1-42 77 67 170
Donnerstag: 09.00 – 14.00 Uhr
www.zahnmuseum.at

Personenverzeichnis

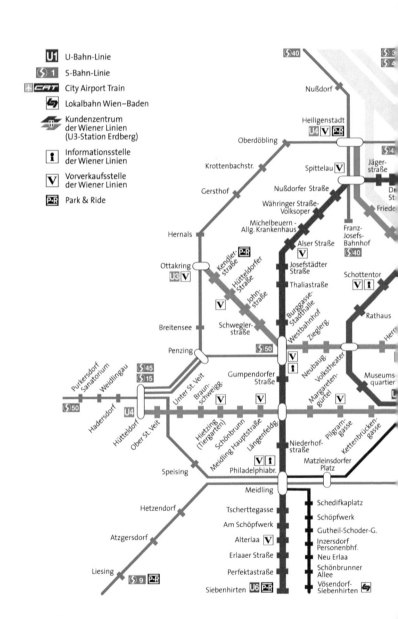

SCHNELLVERBINDUNGEN IN WIE

Ausgangspunkt:
1. Bezirk, Dr. Karl Lueger Platz
U-Bahn-Station Stubentor (U3)
Ende: Stephansplatz City (U-Bahn-Station U1/U3)
Zeitaufwand: etwa 2 Stunden (ohne Besichtigung der Katakomben).

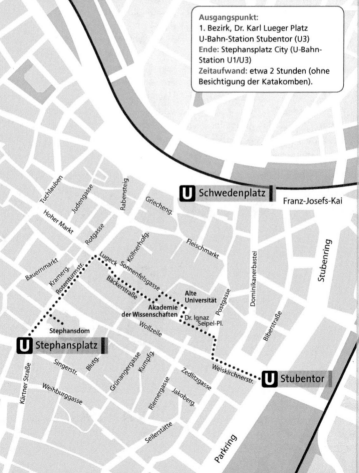

Alte Universität, Bursenviertel

Beginnen wir unseren Spaziergang durch das alte medizinische Wien dort wo alles begann: im Viertel um die **Alte Universität**. Hier, in der 1365 von Herzog Rudolf dem IV. gegründeten Universität – die heute älteste, dauernd bestehende Universität im deutschsprachigen Raum – wurde der Grundstein für die später weltberühmte Wiener Medizinische Schule gelegt. Um den Bau des Collegium Ducale – heute im Jesuitenkolleg verbaut – entstand allmählich ein „lateinisches Quartier", das so genannte **Bursenviertel**. In den Bursen, einer Art Studentenheim, lebten die ärmeren Studenten auf engstem Raum zusammengepfercht. Hier wohnten, studierten, soffen und prügelten sich die Studiosi – die damals bei der Wiener Bevölkerung gar keinen guten Ruf hatten – vom Mittelalter bis zur Eröffnung der Neuen Universität am Ring im Jahr 1884.

Akamdemie der Wissenschaften

Das Zentrum dieses alten akademischen Wiens ist heute einer der schönsten Plätze der Stadt: der Universitätsplatz (heute Dr. Ignaz Seipel-Platz, 1. Bezirk). Er ist leicht erreichbar von der U-Bahn-Station Stubentor, Ausgang Dr. Karl Lueger-Platz, ein paar Schritte geradeaus in die Wollzeile, rechts in die Postgasse und dann links durch die Schwibbögen des Jesuitenkollegs. Der Platz selbst entstand durch Schleifung des ältesten Wiener Bibliotheksgebäudes, in dem damals auch für kurze Zeit das Universitätsspital untergebracht war. Das aktuelle fast theatralische Ensemble des Platzes geht auf die Umbauten der Uni-

Akademie der Wissenschaften.

Jesuitenkirche.

Jahrhundert wurden die Zufahrtsstrassen zum Universitätsviertel während der Vorlesungen mit Ketten abgesperrt um eine Störung des Unterrichts zu vermeiden. Im Revolutionsjahr 1848 besetzte das Militär das Gebäude. Die Präparate der anatomischen Sammlung kamen in große Gefahr. „Mein Weingeist-Vorrath labte kriegerische Kehlen", schrieb der berühmte Anatom **Josef Hyrtl** rückblickend. Damit nicht auch noch der Spiritus aus den etwa 2.000 Präparaten den durstigen Soldaten zum Opfer fiel, verlegte man die Sammlung rasch ins Josephinum in der Währinger Strasse. Nach Umbauten sind Hörsäle und Leichenaufzug heute nicht mehr erkennbar. Der Mittelpunkt des Hauses ist der Festsaal im ersten Stock mit den allegorischen Darstellungen der vier Fakultäten auf dem Deckengemälde des italienischen Malers **Gregorio Guglielmi** aus dem Jahr 1755. **Joseph Haydn** und **Ludwig van Beethoven** haben einst in diesem prächtigen Saal dirigiert. Ein Geheimtipp ist der Theologiesaal. In ihm befindet sich ein großartiges Fresco von **F. A. Maulpertsch**, des letzten „großen Freskanten" des Abendlandes. Die Büsten der verstorbenen Präsidenten der Akademie der Wissenschaften schmücken die große Aula im Parterre des Gebäudes. In dieser Aula promovierte am 31. März 1881 der weltweit bekannteste österreichische Arzt: **Sigmund Freud** (1856 – 1939).

versität durch die Jesuiten 1629, auf die Errichtung der Jesuitenkirche 1631 und zuletzt auf den Bau des Aulagebäudes 1756 – ursprünglich eine Erweiterung der Universität, heute Sitz der **Akademie der Wissenschaften** – zurück.

Das, im Rahmen der Studienreform von **Kaiserin Maria Theresia** gebaute Aulagebäude – Dr. Ignaz Seipel-Platz 2 – war etwa hundert Jahre lang das Hauptgebäude der Wiener Universität und diente vorwiegend der medizinischen und der juridischen Fakultät. Im Erdgeschoss waren das anatomische Theater – das erste anatomische Theater Wiens – der Hörsaal für Chirurgie, der Prüfungssaal und das chemische Laboratorium der medizinischen Fakultät untergebracht. Vom Keller führte ein Leichenaufzug ins anatomische Theater. An warmen Tagen soll der Leichengeruch im Haus – zumindest den Juristen – recht unangenehm gewesen sein. Noch bis ins 19.

Sonnenfelsgasse

Wir verlassen den Platz über die **Sonnenfelsgasse** und treffen auf eine weitere Spur der alten Universität: das mit einem Schwibbogen mit der Universi-

Pedellhaus, das „Domus antiqua" in der Sonnenfelsgasse. Hausinschrift (oben).

Pedellhaus Balkon.

tätskirche verbundene Pedellhaus der Universität, das „domus antiqua". Den hübschen Innenhof sollte man sich nicht entgehen lassen. Von 1627 bis 1884 war das Haus in der Sonnenfelsgasse 19 das Amtshaus der Universität. Hier waren die Kanzlei, das Verwaltungspersonal und das Archiv der Universität untergebracht. Das Buch mit den Buchstaben U und V für Universitas Viennensis am schmiedeeisernen Geländer des Balkons erinnert daran. Das Fenster unter dem Balkon gehört zu dem Raum, der einst als Karzer der Universität Verwendung fand. Die Universität hatte ja bis 1783 das Privileg der eigenen Gerichtsbarkeit. Und noch eine angenehme Vergünstigung genossen die Angehörigen der Universität: im Falle einer Verurteilung zum Tode wurden sie nicht wie das

Hauszeichen in der Bäckerstraße: „wo die Kuh am Brett spielt."

gemeine Volk gehängt, sondern netterweise mit dem Schwert gerichtet.

Bäckerstraße, Lugeck

Durch das schmale Gässchen hinter der Akademie der Wissenschaften wechseln wir in die parallel verlaufende **Bäckerstraße**. Am Haus Nr. 12 findet sich ein phantasievolles Hauszeichen aus dem 17. Jahrhundert, „wo die Kuh am Brett spielt": eine bebrillte Kuh spielt mit einem Wolf – von dem allerdings nur mehr die Schnauze zu sehen ist – „TricTrac", ein im Mittelalter sehr beliebtes Brettspiel das heute unter dem Namen Backgammon bekannt ist. Zwischen den beiden Spielern steht ein Mann mit einer Fliegenklatsche, der auf eine Fliege neben dem Kopf der Kuh zielt. Gedeutet wird dieses Hauszeichen als Spott auf den Streit zwischen Katholiken und Protestanten: Die bebrillte Kuh symbolisiert die Katholiken, der Wolf die Protestanten. Der Mann mit der Fliegenklatsche soll die gierigen Rechtsanwälte darstellen, die sich zum richtigen Zeit-

punkt auf die Seite des Siegers schlagen. Die Fliege, die schutzlos und hilflos dazwischen herumfliegt, zeigt angeblich die Rolle der Geistlichkeit in diesem Spiel. Wir wenden uns nach rechts und finden Ecke Bäckerstrasse und **Lugeck** die Statue von **Johannes Gutenberg**, dem Erfinder des Buchdrucks. An diesem Platz war einst – und das ist historisch gesichert – ein großes Loch, dass 1547 auf einem Stadtplan von Wien sogar einen Namen trug: Marcus Curtius Loch. Bis heute ist nicht bekannt, wozu dieses Loch gedient hat. Viele Geschichten ranken sich um dieses Rätsel. Ebenso historisch gesichert ist der Aufenthalt eines der berühmtesten Ärzte Europas im Haus Lugeck Nr. 6, im so genannten Federlhof. Der Arzt, Magier und Alchemist **Paracelsus** logierte hier bei seinem Wienbesuch.

ALTERIVS NONSIT QVI SVVS ESSE POTEST

EFIGIES AVREOLI THEOPHRASTI AB HOHEN-
HEIM SVE ÆTATIS 47
OMNE DONVM PERFECTVM A DEO
INPERFECTVM A DIABOLO

1 5 4 1 40

Paracelcus.

Federlhof am Lugeck.

Rotenturmstraße, Stephansplatz

Der Federlhof mit dem sechsstöckigen Turm und der Sternwarte war einst eines der prächtigsten Häuser Wiens. Neben Paracelsus beherbergte das Haus auch den Feldherrn **Wallenstein**, der sich hier die Sterne deuten ließ und den Philosophen, Mathematiker und Naturforscher **Gottfried Wilhelm Leibnitz**. Beim Eissalon an der Ecke biegen wir nach links ab und gehen in Richtung Stephansdom. Hier in der **Rotenturmstraße** floss einst der Möringbach vom Graben zur Donau, die damals etwa dort ihr Flussbett hatte, wo sich heute der Donaukanal befindet. Das Gewässer war aber kein romantisch murmelndes, sauberes Bächlein, es war ein stinkendes Abwassergerinne über das die Kloaken der Stadt zum Fluss gelangten. Das Rinnsal verlegte man bereits 1380 als ersten Kanal Wiens unter die Erde.
Nach kurzer Zeit erreichen wir die Ecke Rotenturmstrasse/**Stephansplatz**. Hier

befand sich am Beginn des 16. Jahrhunderts Buchhandlung und Verlagshaus der Brüder **Leonhard und Lucas Alantsee**. Die Brüder Alantsee betrieben zu ihrer Zeit eines der bedeutendsten Verlagshäuser Wiens. Ihre Bücher, hauptsächlich wissenschaftliche und theologische Drucke, verbreiteten sie über ganz Deutschland und Italien. Sogar **Kaiser Maximilian I.** besuchte ihre Buchhandlung, wenn er in Wien war. Lucas Alantsee war offensichtlich ein für dieses Jahrhundert ziemlich aufgeklärter Zeitgenosse. Er war der erste Wiener, der testamentarisch verlangte, dass nach seinem Tod sein Körper geöffnet werde. **Dr. Mathias Cornax** – wir werden ihm bei der Tour 2 noch begegnen – tat ihm den Freundschaftsdienst und berichtete: „…dass man ihm der Freundschaft willen die Brust geöffnet im Jahr 1522 und befunden, dass das Herz mehr denn halbert verfault und eitrig gewesen…"

Friedhof, Virgilkapelle

Jetzt sind wir im Zentrum Wiens, am Stephansplatz. Kaum vorstellbar, dass wir hier auf dem ältesten, einst beliebtesten und vornehmsten Gottesacker Wiens flanieren. Um die Maria Magdalena-Kapelle, deren Grundriss am Straßenpflaster südlich vom Hauptportal des Domes markiert ist, lag das größte Gräberfeld dieses **Friedhofs**. Die Überreste der 1781 abgebrannten Friedhofskapelle fand man beim Bau der U-Bahn-Station Stephansplatz. Bei diesen Arbeiten fand sich unter der Krypta dieser Kapelle auch die geheimnisvolle **Virgil-Kapelle**, die in der U-Bahn-Station

Stephansplatz mit Grundriss Magdalena Kapelle.

zu besichtigen ist. Rätselhaft, dass es in dieser Krypta – die eigenartigerweise auch in keiner Chronik verzeichnet ist – einen Brunnen, aber keinen normalen Zugang über eine Tür oder eine Treppe gab. Ein Rätsel dass naturgemäß zu vielen abenteuerlichen Spekulationen Anlass gab und gibt.

Stephansdom

Bevor wir den **Stephansdom**, das Wahrzeichen Wiens, betreten, bleiben wir kurz vor dem Haupttor, dem Riesentor an der Westseite der Kathedrale, stehen. Durch dieses Tor durften nur der Adel und der hohe Klerus die Kirche betreten. Das gemeine Volk musste die Seiteneingänge benutzen. Auf zwei statisch funktionslosen Säulen links und rechts vom Riesentor befinden sich –

man glaubt es kaum – die Darstellungen eines männlichen und weiblichen Genitales. Rechts die Vulva möglicherweise

Stephansdom. Vulvasymbol rechts vom Riesentor.

Stephansdom. Weihwasserbecken an der Kruzifixkapelle.

Stephansdom. Gedenktafel in der Kruzifixkapelle.

ein Hinweis auf das Singertor, der einstige Eingang für Männer an der Südseite des Doms und links der Phallus für das Bischofstor, der Eingang für Frauen. Etwas über den beiden Säulen befinden sich in der Fassade zwei unterschiedlich geformte Fenster. Die einzige Asymmetrie an der Westfassade. Über die tiefere Bedeutung dieser unzweideutigen sexuellen Fruchtbarkeitssymbole an einer gotischen Kathedrale wird viel spekuliert. Vom Schlüssel-Schloss Hinweis für die, zumeist des Lesens nicht mächtigen Kirchenbesucher bis zur geheimen Botschaft eines gnostischen Sonderglaubens reichen die Deutungsversuche. Auch die ungewöhnliche Darstellung des thronenden Jesus mit entblößtem Knie über dem Riesentor war und ist Anlass für viele Spekulationen.

Katakomben

Seit 1529 gab es aus sanitären Gründen immer wieder Begräbnisverbote am Friedhof um St. Stephan. Da die Toten viel zu seicht begraben waren, aus Platzgründen meist zu früh exhumiert werden mussten und die halbverwesten Leichen dann in den „Crufften"

unter dem Dom gelagert wurden, verpestete der Fäulnisgeruch vor allem im Sommer die Luft in und um den Dom. Endgültig für Erdbestattungen sperren ließ **Kaiser Karl VI.** den Friedhof 1732. Aber auch die großzügige Erweiterung der teils im Spätmittelalter, größtenteils aber im Spätbarock angelegten unterirdischen Nekropole änderte nichts an den für heutige Begriffe unfassbaren hygienischen Zuständen. In der warmen Jahreszeit war der Verwesungsgeruch der Massengräber – zwischen 1735 und 1783 wurden über 10.000 Leichen in den **Katakomben** beigesetzt – so arg, dass der Dom zeitweise ob des „üblen Geschmachs" nicht benutzt werden konnte. **Kaiser Joseph II.** verbot 1783 endgültig auch die Bestattung in den Katakomben. Proteste der Kirche, die Pfarre verlor durch das Verbot viel Geld und auch ein Unbedenklichkeitsgutachten **Van Swietens**,

Abgang zu den Katakomben.

Katakombentour 1872.

Leibarzt der Kaiserin Maria Theresia und Begründer der ersten Wiener medizinischen Schule, halfen nichts. In diesem Punkt blieb der Kaiser hart. Im 19. Jahrhundert waren die sagenumwobenen Gruftanlagen unter dem Stephansdom noch eine Art Schreckenskammer, in denen Führungen für sensationshungrige Touristen veranstaltet wurden. In den Katakomben gab es damals noch mumifizierte Leichen mit denen die Führer die Besucher erschreckten. Durch den Bau der Hochquellwasserleitung 1873 stieg – da die Hausbrunnen nicht mehr verwendet wurden – der Grundwasserspiegel in Wien allmählich an. Die zunehmende Feuchtigkeit in den Grüften zerstörte die Mumien vollständig. Heute sind die Grüfte bis auf einige mit Knochen vollgestopfte Räume leer und bieten kaum noch schauriges Gruseln und Gänsehaut. Die riesige Anlage ist aber Sehenswürdigkeit genug.

Kruzifixkapelle, Zahnwehherrgott

Die Unterwelt verlässt man nach dem Rundgang durch die Katakomben über die **Kruzifixkapelle** an der Nordseite des Domes. Eine Tafel in der Kapelle erinnert daran, dass am 6. Dezember 1791 in dieser Kapelle Wolfgang Amadeus Mozart eingesegnet wurde; außerhalb des Domes, da dies billiger war. Der Totenkopf mit den Fledermausflügeln an der Außenwand der Kapelle diente einst als Weihwasserbecken. Umrunden wir jetzt den Stephansdom im Uhrzeigersinn kommen wir an der Außenseite des Mittelchors an einer mit Taubengitter geschützten Nische vorbei. Hier befindet sich die Statue des so genannten **„Zahnwehherrgotts"**. Der Legende nach verspotteten einst junge betrunkene Tunichtgute den Schmerzensmann, wegen seines leidenden Gesichtsausdruckes und banden ihm ein

Stephansdom Westwerk.

Zahnwehherrgott.

Tuch wie bei Zahnschmerzen um den Kopf. Noch am selben Tag bekamen die Spötter furchtbare Zahnschmerzen und da selbst Paracelsus nicht helfen konnte, erkannten sie, dass die Schmerzen wohl Strafe für ihren Frevel waren. Reuevoll leisteten sie, vor der Statue kniend Abbitte. Da verschwanden die Schmerzen so schnell wie sie gekommen waren. Die Statue an der Außenwand ist eine Kopie bei der noch immer die Möglichkeit besteht um Befreiung von Zahnschmerzen zu bitten und vor allem auch – trotz des schützenden Taubengitters – entsprechend zu spenden; das Original vom ehemaligen Friedhof befindet sich heute vor Wind und Wetter geschützt an der Westwand der Nordturmhalle im Inneren des Domes.

Ein paar Schritte weiter – beim Aufgang zum südlichen Turm – wächst mitten in der großstädtischen Steinwüste in einem kleinen Winkel an der Südfassade ein prächtiger Baum. Wie es sich für einen Baum an einem Dom gehört, ist es natürlich kein gewöhnlicher Baum, sondern ein so genannter „Götterbaum", ein „Ailanthus glandulosa". Die ersten Bäume dieser in China und Korea heimischen Art brachten die Jesuiten etwa um die Mitte des 18. Jahrhunderts nach Europa. In Wien versuchte man mit Hilfe dieses Baumes als Futterpflanze den Götterbaumspinner – einen

Götterbaum am Stephansdom.

Seidenspinner mit dem in China Seide produziert wurde – als Nutztier in Europa einzuführen. Der chinesische Riesenfalter, der Ailanthusspinner wurde ebenfalls nach Wien geholt um mit den Raupen eine eigene Seidenindustrie zu begründen. Das funktionierte aber nicht so recht. Man brach die Versuche ab und entließ die Schmetterlinge in die Freiheit. Und so kommt es, dass manchmal mitten in der dicht bebauten Stadt, der mit fünfzehn Zentimeter größte und prächtigste Schmetterling Wiens, dessen Raupe praktisch nur von den Blättern des in Wien verwilderten Götterbaums lebt, anzutreffen ist.

Tour 1

Wien für Mediziner

**Stephansdom
Nordwestansicht**

Alte Universität

Dr. Ignaz Seipel-Platz

Die weitläufige frühbarocke außen recht schmucklose Anlage – das „Jesuitenkolleg" mit Bibliothek, einem Observatorium und einem Theatersaal – die heute als „Alte Universität" bekannt ist und die Universitätskirche („Jesuitenkirche") entstand bis etwa 1630 unter den Jesuiten, die im Jahr 1623 den Lehrbetrieb an der Universität Wien übernommen hatten.

Jesuitenkirche (Universitätskirche)

Dr. Ignaz Seipel-Platz

Der frühbarocke Bau wurde im Jahr 1531 den Hll. Ignatius und Franz Xafer geweiht. Neugestaltung durch Andrea Pozzo im Jahr 1703. Interessante Scheinkuppel im Langhaus. Ein Paradebeispiel für ein archetektonisches „Als-ob". Pozzo selbst markierte mit einer hellen Platte am Fußboden den idealen Betrachterstandpunkt für die perspektivische Täuschung.

Akademie der Wissenschaften

Dr. Ignaz Seipel-Platz 2

Das neue Universitätsgebäude – die „Neue Aula" – entstand unter Maria Theresia von 1753–1755 nach Plänen des Architekten Nicolas Jadot. Eindruckvolles Deckengemälde im Festsaal des palaisähnlichen Gebäudes – Allegorien der vier Fakultäteten – von Gregorio Guglielmo. Im Theologiesaal Deckengemälde von Franz Anton Maulpertsch.

Stephansdom

Dom- und Metropolitankirche zum hl. Stephan

Wahrzeichen und Zentrum Wiens. Erste romanische Kirche geweiht im Jahr 1147. Weitreichende Umgestaltung im 13. Jahrhundert (Romanisches Westwerk mit Riesentor und Heidentürmen). Gotischer Neubau mit der dreischiffigen Chorhalle am Beginn des 14. Jahrhunderts. Beginn der gotischen Erweiterung unter Herzog Rudolf IV im Jahr 1359. Vollendung des Südturms im Jahr 1433. Der Nordturm – Grundsteinlegung 1450 – wird nie vollendet. Umfangreiche barocke Ausstattung am Beginn des 18. Jahrhunderts. Fast vollständige Zerstörung in den letzten Tagen des 2. Weltkriegs. Feierliche Wiedereröffnung am 23. April 1952. Unter den zahlreichen Reliquien im Dom befinden sich seit 1413 die Schädel der hl. Ärzte Kosmas und Damian, die Patrone der Wiener medizinischen Fakultät. Weitere Schädel der anscheinend vielköpfigen Heiligen denen der Legende nach sogar eine Beintransplantation gelang, befinden sich übrigens in St. Michael in München und in Madrid.

Virgilkapelle

Telefon: +43-1-505 87 4785180 oder
service@wienmuseum.at
Geschlossen: 1.1., 1.5., 25.12.

Unterirdische Gruft aus dem frühen 13. Jahrhundert, die 1973 beim Bau der U-Bahn-Station Stephansplatz entdeckt wurde. Sie stand durch einen Schacht mit der heute am Pflaster des Stephansplatzes markierten Magdalena-Friedhofskapelle in Verbindung. Die 12 Meter unter dem Straßenniveau liegende Kapelle – der größte unverändert erhaltene gotische Innenraum Wiens – ist heute von der U-Bahn-Station Stephansplatz aus durch ein Fenster zu besichtigen.
Aus konservatorischen Gründen kann die Kapelle nur nach telefonischer Vereinbarung (ca. 20 Tage vor dem gewünschten Termin) betreten werden.

Restaurants

Kaffeehäuser

Café Engländer

1. Bezirk, Postgasse 2
Tel.: 966 86 65
Montag bis Samstag 08.00 – 01.00 Uhr,
Sonn- und Feiertag 10.00 – 01.00 Uhr
Küche bis 23.30

Café Prückel

1. Bezirk, Stubenring 24
Tel.: 512 61 15
Täglich 08.30 – 22.00 Uhr
durchgehend warme Küche

Café Diglas

1. Bezirk, Wollzeile 10
Tel.: 512 57 65
täglich 07.00 – 24.00 Uhr
warme Küche bis 23.30 Uhr

Café Alt Wien

1. Bezirk, Bäckerstraße 9
Tel.: 512 52 22
täglich 10.00 – 02.00 Uhr
Freitag und Samstag bis 04.00 Uhr

Gasthäuser und Restaurants

Oswald & Kalb

1. Bezirk, Bäckerstraße 14
Tel.: 512 13 71
täglich 18.00 – 02.00 Uhr
warme Küche 18.00 – 01.00 Uhr
gute Wiener Hausmannskost

Goldene Zeiten

1. Bezirk, Dr.-Karl-Lueger-Platz 5
Tel.: 513 47 47
täglich 11.30 – 15.00 und 17.30 – 23.00 Uhr
Ausgezeichnetes Chinarestaurant,
Shanghai- und Sichuanküche

Figlmüller

1. Bezirk, Bäckerstraße 6
Tel.: 512 17 60
täglich 12.00 – 24.00 Uhr
warme Küche 12.00 – 23.00 Uhr
bekannt für Wiener Schnitzel

Da Capo

1. Bezirk, Schulerstraße 18
Tel.: 512 44 91
täglich 11.30 – 00.30 Uhr
warme Küche bis 23.45 Uhr
Italienische Spezialitäten

Gasthaus Pfudl

1. Bezirk, Bäckerstraße 22
Tel.: 512 67 05
Täglich 10.00 – 24.00 Uhr
warme Küche 11.30 – 23.00 Uhr
Hausmannskost

Vom Stephansplatz
durch die Innere Stadt

Tour 2

- Stephansplatz
- Kärntnerstraße
- Weihburggasse
- Franziskanerplatz
- Ballgasse
- Rauhensteingasse
- Himmelpfortgasse
- Neuer Markt
- Albertina

- Josefsplatz
- Michaelerkirche
- Sisi-Museum, Kaiserappartements, Silberkammer
- Pestsäule am Graben
- Café Korb
- Stephansplatz.

Ausgangspunkt und Ende:
1. Bezirk, Stephansplatz City
(U-Bahn-Station U1/U3)
Zeitaufwand: etwa 2 Stunden (ohne
Besichtigung der Michaelergruft oder
des Sisi-Museums).

Tuchl...

Brandstätte
Bauernmarkt
Lugeck
Naglerg.
Peterspl.
Kramerg.
Bäckerstraße
Jasomirgottstr.
Rotenturmstr.

U Herrengasse
Graben
Goldschmiedg.
Wollzeile

Kohlmarkt
Habsburgergasse
Pestsäule
Schulerstr.

Michaelerpl.
Bräunerstr.
Stephansdom
**Michaeler-
kirche**
U Stephansplatz

Heldenplatz
Stallburgg.
Singerstr.
Blutg.
Spiegelg.
Weihburggasse
Grünanerg.

Josefspl.
Dorotheerg.
Plankeng.
Neuer Markt
Sellergasse
Rauhensteing.
Ballg.
Fraziskanerpl.

Augustinerstr.
Gluckg.
Donnerg.
Himmelpfortg.

Führichg.
Tegetthofstr.
Johannesgasse

Albertina
Kärntner Straße
Seilerstätte

Albertinapl.

Tour 2

Stephansplatz, Kärntnerstraße, Weihburggasse

Wir verlassen den **Stephansplatz** in südlicher Richtung über das teuerste Pflaster Wiens, die **Kärntnerstraße** und biegen nach etwa 200 Meter links in die enge **Weihburggasse**. Das Grundstück Weihburggasse 10–12 – heute steht hier eines der schönsten Jugendstilgebäude der Innenstadt – ist seit Beginn des 15. Jahrhunderts fast durchgehend mit der Wiener Medizin verbunden. Nach der Gründung der Wiener Universität entwickelte sich die medizinische Fakultät zunächst recht langsam. Den wissenschaftlichen Rang der Universität bestimmten die theologische und die artistische Fakultät an der neben Grammatik, Rhetorik und Dialektik auch Arithmetik, Geometrie und Astronomie gelehrt wurde. Größeres Ansehen und Bedeutung erlangte die medizinische Fakultät erst

mit der Berufung **Galeazzo di Santa Sofias** aus Padua nach Wien. Er war es, der in Wien die Anatomie und Chirurgie als Lehrfach einführte und 1404 die erste Zergliederung einer Leiche zu Unterrichtszwecken nördlich der Alpen durchführte. Durch das wachsende Ansehen der medizinischen Fakultät stiegen die Hörerzahlen und die Raumnot für die Mediziner wurde damit immer drückender. Ansuchen um mehr Raum blieben ohne Erfolg, was sich bis heute nicht wesentlich geändert hat.

Ein eigenes Haus erhielt die Fakultät erst als eine Pestepidemie im Jahr 1419 den Doktor **Nikolaus Hebersdorf** dahinraffte. Hebersdorf, genannt „Niclas der Bucharzt" vermachte sein Haus „in der Weihenburg" – heute Weihburggasse – und seine wertvolle Bibliothek testamentarisch der medizinischen Fa-

Erster Kaisernschnitt in Wien an einer Lebendigen. 1549.

kultät. Im Bibliotheksraum dieses Fakultätshauses ist für 1452 sogar eine Sektion urkundlich nachgewiesen. Warum man die Leiche im Fakultätshaus und nicht wie üblich im Heiligengeistspital außerhalb der Stadtmauern sezierte, ist nicht ganz klar. Vielleicht fürchtete man Unruhen, da es sich bei dieser Obduktion um die erste Zergliederung einer weiblichen Leiche in Wien handelte. Seziert wurde eine „stadtbekannte Weibsperson", die man in der Donau ertränkt hatte. Es durften ja nur Leichen von Hingerichteten obduziert werden, denn sie galten als Aas.

Beim großen Stadtbrand vom 18. Juli 1525 wurde „der Ärzte Haus in der großen Prunst verprunnen und verdorben". Die Brandruine erwarb der Mediziner **Johann Enzinger**, der sie nach dem Wiederaufbau seiner Tochter als Mitgift bei ihrer Heirat mit dem Mediziner **Mathias Cornax** überließ. Dieser Dr. Mathias Cornax ist mit dem ersten schriftlich und bildlich dokumentierten Kaiserschnitt an einer lebenden Frau in die Geschichte der Medizin eingegangen. Unter der Leitung von Cornax führte der Stadtchirurg **Paul Dirlewang** am 10. November 1549 die riskante Operation durch und entfernte ein totes Kind, das die Patientin **Margarete Wolcer** vier Jahre im Leib getragen hatte. Überraschenderweise überlebte Margarete Wolcer den Eingriff und wurde sogar ein zweites Mal schwanger. Wieder traten bei der Geburt Komplikationen auf. Zu einer nochmaligen Schnittentbindung konnten sich die Ärzte aber nicht entschließen. Die Patientin verstarb bei der Geburt. Cornax war kaiserlicher Leibarzt und mehrmals Dekan der medizinischen Fakultät. Sein Grabstein aus dem Stephansdom befindet sich heute im Historischen Museum der Stadt Wien.

Das 1911 von **Guido Gröger** auf diesem Grundstück errichtete Jugendstilgebäude ist heute noch immer im

Ärztekammer. Gedenktafel im Foyer.

Ärztekammer.

Besitz der Ärzte Wiens und Sitz der Ärztekammer. Im Eingangsbereich des Hauses erzählt eine Gedenktafel seine Geschichte.

Franziskanerplatz, Ballgasse

Folgen wir nun der Weihburggasse stadtauswärts kommen wir zu einem der intimsten Plätze Wiens: dem **Franziskanerplatz**. Der Platz entstand 1624 durch Abriss eines baufälligen Gebäudes, um Parkplatz für die Kutschen der adeligen Besucher der Franziskanerkirche zu bekommen. Das Haus Franziskanerplatz 1 gehörte dem kaiserlichen „Leib-Medikus" **Paul de Sorbait**, dessen warnendes Pesttraktat von der Regierung nicht beachtet wurde und 1679 wieder einmal zu einer Seuchenkatastrophe in Wien führte. Am

Franziskanerkirche.

Ende dieses Spaziergangs werden wir noch einmal auf die Spuren von Paul de Sorbait stoßen. Vom Haus Franziskanerplatz 5 führt ein tunnelförmiger Durchgang in die enge und gewundene

Paul de Sorbait.

Ballgasse.

Ballgasse, in der wir uns plötzlich ins Mittelalter zurück versetzt fühlen. Das Ballspielhaus, das einst auf Nr. 8 stand, war zur Zeit der Türkenbelagerung von 1658 ein Sammelspital, in dem die auf der Straße herumliegenden Verwundeten und Kranken – zum „Ballhaus bei den Franziskanern" – gebracht wurden. „Der Bürgerlichen Tischler Herberg", wie heute über dem Tor zu lesen ist, wurde das Haus in der ersten Hälfte des 18. Jahrhunderts.

Domblick aus dem Mozart Gedenkraum.

Das Durchgangshaus zur Ballgasse – Franziskanerplatz 5 – mit dem Schwibbogen gehörte in der zweiten Hälfte des 15. Jahrhunderts dem **Dr. Johann Tichtl**. Aus dem armen Studenten aus Grein wurde nach seiner Promotion zum Doktor der Medizin in kurzer Zeit ein gesuchter und dementsprechend betuchter Modearzt in Wien, der sich bei seinen Hausbesuchen immer von drei Apothekern begleiten ließ. Zur Diagnose kam er durch die im Mittelalter übliche diagnostische Harnschau. Für eine Visite kassierte er einen Goldgulden, für den man 1482 in Wien immerhin 28 Kilogramm Schweinefleisch oder 850 Eier bekam. Als Dekan der medizinischen Fakultät promovierte er auch viele Ärzte zum Doktor, was ihm wiederum jedes Mal 10 Goldgulden einbrachte. Er scheint also recht gut verdient zu haben. Die Leuchte der Wiener Medizin trug ein rotes – rot galt damals als der Inbegriff der Eleganz – mit Marderpelz verbrämtes Gewand – Kostenpunkt etwa 20 Gulden – und dokumentierte seine Einkünfte akribisch in seinem Tagebuch. Über seine Heilmethoden berichtete er leider nichts.

Rauhensteingasse

Am Ende der Ballgasse stehen wir unmittelbar vor dem Haus **Rauhensteingasse** Nr. 8, in dem Mozart am 5. Dezember 1791 starb. Hier komponierte er sein letztes Werk, das berühmte Requiem. Das Haus gibt es heute nicht mehr, aber im Kaufhaus Steffl, das heute an dieser Stelle steht, erinnert eine kleine Gedenkstätte und eine Büste an den begnadeten Tonsetzer. Allein

Mozart Statue im Kaufhaus Steffl.

Domblick aus dem Mozart Gedenkraum.

Mozart Gedenktafel in der Rauhensteingasse (oben rechts).

der Blick über die Dächer Wiens ist einen Besuch der Ausstellung im siebenten Stock wert.

Himmelpfortgasse

Wenden wir uns von der Ballgasse kommend in der Rauhensteingasse nach links, stoßen wir bald auf die **Himmelpfortgasse**, der wir nach rechts zur Kärntnerstraße folgen. Wir überqueren die Kärntnerstraße und nach ein paar Schritten öffnet sich der Neue Markt, ein weitläufiger Platz auf dem noch im 15. Jahrhundert Turniere abgehalten und Theaterstücke aufgeführt wurden. Später war hier der Korn- und Mehlmarkt der Stadt. Die nackten Figuren des berühmten Brunnens von Raphael Donner unmittelbar vor uns, erregten 1770 die Aufmerksamkeit, der damals in Wien gefürchteten Keuschheitskommission Maria Theresias. Um die öffentliche Moral zu wahren, verschwanden

„Inventum Novum", erschienen 1761.

die anstößigen Figuren für Jahrzehnte in einem Depot. Auf dem Platz steht heute eine Kopie des Brunnens. Das Original befindet sich im Barockmuseum im Unteren Belvedere.

Neuer Markt

Medizinhistorisch interessant ist auf dem Neuen Markt das Haus Nr. 9. Eine Gedenktafel erinnert hier an einen Arzt, der sich und seine genialen Ideen nie ins rechte Licht rücken konnte oder wollte. Dennoch gebührt im der Ruhm, die Grundlagen der physikalischen Krankenuntersuchung geschaffen zu haben: **Leopold Auenbrugger** (1722 – 1809). 1761 erschien in Wien ein dünnes kleines Büchlein mit dem Titel: „Inventum novum. Neue Erfindung, mittels des Anschlagens an den Brustkorb, als eines Zeichens, verborgene Brustkrankheiten zu entdecken". Sieben Jahre hatte Auenbrugger an diesem Buch gearbeitet. Die Größen der damaligen medizinischen Welt in Wien – Gerard van Swieten und Anton de Haen – übersahen eigenartigerweise dieses

Gedenktafel am Sterbehaus Johann Auenbruggers.

revolutionäre Werk ihres Schülers. Auenbruggers Buch wurde zwar gelesen, aber letztendlich geriet die Perkussion in Wien in Vergessenheit. In Frankreich erkannte der Leibarzt Napoleons, **Jean Nicolas Corvisart** (1755 – 1822) die Bedeutung von Auenbruggers „Inventum novum" für die praktische Medizin. Die Perkussion, in Kombination mit der von **Hyacinthe Laenecc** (1781 – 1826) erfundenen Auskultation machten Paris zum Zentrum der physikalischen Krankenuntersuchung. Nicht mehr Hypothesen und Spekulationen, sondern die fünf Sinne waren ab nun die Grundlagen der ärztlichen Diagnostik. Durch **Joseph Skoda** (1805 – 1881), der die Methode vereinfachte, sie auf streng physikalische Grundlagen zurückführte und damit lehr- und lernbar machte, kam die Perkussion zurück nach Wien. Die Gedenktafel für den „Gründer der neueren Diagnostik" am **Neuen Markt** enthüllten die Wiener Ärzte anlässlich des 100. Todestages von Leopold Auenbrugger am 18. Mai 1909.

Leopold Auenbrugger.

Kapuzinergruft und Auenbruggerhaus (rechts).

Am bekanntesten ist am Neuen Markt aber sicher die Kapuzinergruft, die unmittelbar an das Auenbruggerhaus anschließt. In dieser Gruft sind seit 1633 fast alle Habsburger – insgesamt 146 Leichen in mehr oder weniger schmuckvollen Sarkophagen – bestattet. Einzige Ausnahme ist die Erzieherin Maria Theresias, Gräfin Fuchs, die auf Befehl der Kaiserin trotz heftiger Bedenken ihrer Berater in der Kapuzinergruft beigesetzt wurde. Der unscheinbare Sarkophag von Prinzessin **Elisabeth von Würthemberg**, der ersten Gemahlin Kaiser Franz II. in der Kapuzinergruft erinnert leidvoll an den Geburtshelfer **Johann Lukas Boër** (1751 – 1835), der in Österreich die Geburtshilfe als eigenes Fach begründete. Seit 1889 leitete er, von Kaiser Joseph II. persönlich ernannt, die Abteilung für arme Wöchnerinnen im Alten Allgemeinen Krankenhaus. Ebenso persönlich bestimmte ihn der Kaiser zum Geburtshelfer der Erzherzogin bei ihrer ersten Geburt. Boër, als begnadeter Geburtshelfer ein Anhänger der natürlichen Geburt – seine Rate an Zangengeburten lag bei 0,4 Prozent, während prominente Geburtshelfer in Deutschland bis zu 40 Prozent Zangengeburten hatten – musste in diesem Fall unglücklicherweise eine Zangengeburt durchführen. Nach der Entbindung kam es zu Komplikationen. Boër, der nach der zunächst problemlosen Entbindung zwar in der Hofburg nächtigte, trotz verzweifelter Suche in dem weitläufigen Gebäude aber nicht gefunden werden konnte, kam zu spät. Die Prinzessin verblutete. Und obwohl der Kaiser ihm persönlich mitteilte und dies auch öffentlich feststellte, dass Boër keine Schuld an dem Unglück träfe, war sein Ruf als Geburtshelfer dahin. Der Zustrom zu seiner Praxis versiegte, und er konnte sich – gezwungenermaßen – jetzt mehr seiner Abteilung im Allgemeinen Krankenhaus und dem Lehramt widmen. Und das tat er auch. Boër verschaffte der Wiener geburtshilflichen Schule Weltruhm.

Geht man vom Neuen Markt in Richtung **Albertinaplatz**, so geht man gleichsam mitten durch den auch für heutige Begriffe riesigen Komplex des ehemaligen Bürgerspitals, der sich von der Kärntnerstraße bis etwa zur Augustinerstraße erstreckte. Vom Bürgerspital gibt es heute absolut keine Spuren mehr im Stadtbild. Bis zur Eröffnung des Allgemeinen Krankenhauses 1874 war das Bürgerspital die größte Wohlfahrtsanstalt der Stadt. 1753 erhielt das Spital die allerhöchste Anordnung, Räumlichkeiten für fremde „Medicos und Chyrurgos" freizumachen. Grund war die Einrichtung einer praktischen Lehrschule für **Anton de Haen** (1706 – 1776), den **Van Swieten** aus Holland nach Wien geholt hatte. De Haen begann hier 1754 mit dem, für Wien völlig neuen Unterricht am Krankenbett. Jahrhunderte lang wurde die Medizin ja vom Katheder herab – weit entfernt von jedem wirklich Kranken – doziert. Von 1754 – 1776 befand sich die medizinische Universitätsklinik hier im Bürgerspital. Der Unterricht am Krankenbett

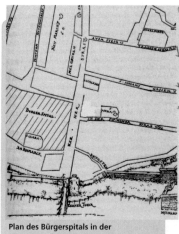

Plan des Bürgerspitals in der Kärntnerstraße 1547.

und De Haens Charisma zogen viele Studenten nach Wien. De Haen führte die Temperaturmessung in seiner Klinik ein und bewies damit erstmals, dass das Kältegefühl beim Schüttelfrost eigentlich ein Fieberanstieg ist. Damals eine sensationelle Entdeckung. Neben Van Swieten gebührt sicherlich

Albertina.

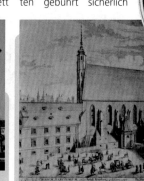

Bürgerspital, Anton de Haen (oben rechts).

Tour 2

de Haen der Hauptverdienst am Aufstieg der später weltberühmten Wiener Medizin. Mit der Eröffnung des Allgemeinen Krankenhauses am 16. August 1784 wurde das Bürgerspital aufgelöst.

Josefsplatz, Michaelerkirche

Vom Albertinaplatz mit dem eindrucksvollen Denkmal gegen Krieg und Faschismus führt uns der Weg über die Augustinerstrasse, den **Josefsplatz** mit der Nationalbibliothek und die Reit-

Alte Hofapotheke, heute Lipizzanermuseum.

Reiterdenkmal Joseph II.

Attikaskulpturen an der Nationalbibliothek.

schulgasse – hier befindet sich in der ehemaligen Hofapotheke das Lippizanermuseum – auf dem Michaelerplatz, wo sich unter der **Michaelerkirche** die schönste Gruftanlage Wiens befindet. Etwa 4.000 Tote wurden zwischen 1631 und 1784 darin bestattet. In langen Reihen sind 250 Särge, zum Teil wie Bauernmöbel bemalt, aufgestellt. In offenen Särgen liegen einige wunderschön erhaltene mumifizierte Leichen.

Michaelerkirche von der Michaelerkuppel aus gesehen.

Gleichbleibende Temperatur und ein feiner Luftzug haben die Leichen und sogar ihre prunkvollen Gewänder hervorragend konserviert. Der bekannteste Tote in dieser Gruft ist der Hofdichter Maria Theresias, **Pietro Metastasio**, der die Libretti zu den Opern Mozarts schrieb. Am berührendsten aber ist die Mumie einer jungen schwangeren Frau, die während der Schwangerschaft gestorben ist. Unter ihrer Bauchdecke zeichnen sich deutlich die Umrisse des ungeborenen Kindes ab.

Sisi-Museum, Kaiserappartements, Silberkammer

Haben sie gerade keine Lust auf Mumien und Katakomben, bietet sich hier am Michaelerplatz auch die Besichtigung der **Kaiserappartements**, des **Sisi-Museums** und der **Silberkammer** an. Der Eingang zu diesen Museen befindet sich in der Michaelerkuppel, unmittelbar rechts nach dem prächtigen schmiedeeisernen Eingangstor zur Hofburg. Hier sind neben den Amts- und Wohnräumen von Kaiser Franz Joseph I. und Kaiserin Elisabeth (besser bekannt unter Sisi) zahlreiche Exponate aus der Privat- und Intimsphäre der umjubelten, aber dennoch unglücklichen Kaiserin zu besichtigen. Die Bandbreite der hier gezeigten Objekte reicht von höchst persönlichen Gebrauchsgegenständen wie Toiletteartikel und Zahnpflegesets über Briefe und Fotoalben bis zum offiziellen Obduktionsprotokoll in französischer Sprache. Auch die zugespitzte Dreikantfeile, mit der sie der Anarchist **Luigi Lucheni** am 10. September 1898 in Genf erdolchte, wird hier gezeigt.

Der Kaiserin gelang es nach dem Attentat noch, sich an Bord eines nahe ge-

Hofburg Michaelertrakt.

legenen Dampfers zu schleppen, von wo sie auf einer improvisierten Bahre aus Segelleinen und Rudern ins Hotel „Beau Rivage" getragen wurde. Hier starb die Kaiserin aber trotz sofortiger ärztlicher Hilfe. Die Feile des Attentäters war durch die Lunge in die linke Herzkammer gedrungen. Das Mordwerkzeug bekam das Wiener Gerichtsmedizinische Institut als Geschenk zur 600 Jahr-Feier der Wiener Universität von der schweizerischen Gerichtsmedizin überreicht. Der Kopf des Mörders – er hatte sich zwölf Jahre nach der Tat in seiner Zelle erhängt und wie es damals bei allen spektakulären Verbrechern üblich war, wurde sein Gehirn obduziert und sein Kopf konserviert – befand sich ebenfalls als Dauerleihgabe in Wien. Von 1985 – 2000 beherbergte ihn das pathologisch-anatomische Bundesmuseum im Narrenturm. Im Februar 2000 begrub man ihn in aller Stille am Wiener Zentralfriedhof in den so genannten Anatomiegräbern, wo auch die Leichen aus dem Anatomischen Institut bestattet werden.

Medizinhistorisch interessant ist die 63teilige Reiseapotheke der Kaiserin. In der Annahme die Kaiserin hätte einen Kreislaufkollaps erlitten, verabreichte man ihr unmittelbar nach dem Attentat „ein in Äther getauchtes Stück Zucker". Bisher war völlig unklar wieso im Hotel so rasch Äther bei der Hand war. Mit dem Auftauchen der Reiseapotheke und der Identifizierung des Inhalts, konnte dieses Rätsel gelöst werden. In der „Handapotheke" findet sich neben Verbandszeug und desinfizierenden Seifen, fiebersenkende Chininpillen, Würfel-

zucker, die berühmten Hofmann'schen Tropfen, Äther, der eigenartigerweise bei Ohnmacht verabreicht wurde, Bleiessig für kühlende Umschläge, Opium, gegen Durchfall, Bauchkrämpfe aber auch gegen Husten und eine Kokainspritze. Kokain galt ja damals noch als unbedenkliches Stärkungsmittel, das auch Sigmund Freud empfahl. Wie oft Kaiserin Elisabeth Kokain verabreicht bekam, ist nicht bekannt. Das Museum versucht sich mit dem Leben der tragischen Kaiserin authentisch auseinander zusetzen und dem Besucher Mythos und Wahrheit abseits der – vor allem von den Sissi-Filmen mit **Romy Schneider** geprägten – gängigen Sissi-Klischees zu vermitteln.

Pestsäule am Graben

Über den Kohlmarkt, vorbei am weltberühmten „K. und K. Hofzuckerbäcker" Demel, kommen wir zum Graben, in den wir nach rechts einbiegen. In der breiten überaus eleganten Prachtstraße mit den noblen Geschäften erinnert heute nichts mehr an den Stadtgraben, der der Straße ihren Namen gab. Ein Teil des Lösegeldes, das die Engländer für Richard Löwenherz bezahlten, wurde angeblich zur Aufschüttung dieses Grabens verwendet. In der Mitte des Grabens steht ein eindrucksvolles barockes Monument: die **Pestsäule**. Sie erinnert nicht nur an die verheerenden Pestepidemien, die in regelmäßigen Abständen in Wien wüteten, sondern auch an den furchtlosen aber letztlich unterlegenen Kämpfer gegen die Pest: den ersten „Amtsarzt" Wiens, **Paul de Sorbait** (1624 – 1691). In der zweiten Hälfe des

Sorbait Epitaph im Stephansdom.

Pestsäule am Graben.

17. Jahrhunderts war er der berühmteste Arzt Wiens. Als Dekan der Fakultät kämpfte er gegen Aberglauben, Zauberei, Kurpfuscher, Apotheker, die „verblendete Obrigkeit" und Ärzte, die gegen die Standesvorschriften verstießen. Gegen diese Feinde konnte er ja zum Teil mit Erfolg kämpfen, aber gegen die Pest war auch er machtlos. Sorbait kam 1652 nach Wien und begann seine Karriere im Bürgerspital. 1666 übernahm er die Lehrkanzel für praktische Medizin an der Universität Wien. Als 1679 die Pest in Wien wütete, konnten auch die besten Ärzte kaum etwas für ihre Patienten tun. Der Infektionsweg war unbekannt und als Therapie empfahlen die Ärzte häufiges Glockenläuten, sowohl aus spirituellen Gründen als auch weil „unbewegte Luft wie stehendes Wasser fault, empfiehlt es sich bei Windstille eine künstliche Bewegung durch Läuten der Glocken zu erzeugen." Tollkühn behandelten Sorbait und zwanzig weitere Pestärzte die Bevölkerung.

Mit abenteuerlichen Vermummungen versuchten sie sich gegen die „anklebenden Pestfunken" zu schützen. Ihre Therapien – Schröpfen, Aderlass und Einläufe – waren aber kaum wirksamer als Gebete und Dreifaltigkeitssäulen. 12.000 – 15.000 Tote forderte die große Seuche von 1679 in Wien. Bei 80.000 Einwohnern eine gewaltige Zahl. Am Graben stand damals eine hölzerne Säule, die **Leopold I.** erst 1693 durch das heutige prächtige Barockmonument aus Marmor ersetzen ließ. Bitt-

prozessionen zu dieser Säule halfen am Beginn der kalten Jahreszeit tatsächlich gegen die Pest. Aber nicht der Himmel erbarmte sich und zog die Strafe Gottes für das liederliche Leben in der sündigen Stadt zurück, sondern die Biologie des Rattenflohs tat ihre Wirkung. Bei Temperaturen unter 10 Grad erstarrt der Floh und mangels Übertagung erlischt dann die Seuche allmählich.

Paul de Sorbait starb 1691 an einem Schlaganfall. Ein Epitaph mit einer von ihm selbst verfassten originellen Inschrift – „Ich war Tonkünstler, Redner, Philosoph, Soldat, Arzt, Professor, Hofmann, Rector magnificus; nun bin ich ein Schatten, ein Nichts" – im Apostelchor der Stephanskirche erinnert an diesen furchlosen Kämpfer gegen die Pest und andere Widrigkeiten.

Café Korb, Stephansplatz

Von hier zurück zum Stephansplatz sind es zwar nur ein paar Schritte, aber wegen der vielen verlockenden „Schanigärten" – so nennt man in Wien die Straßencafes – können sie bei schönem Wetter unter Umständen recht lange dauern. Eine ungewöhnliche Sehenswürdigkeit am Graben, die man sich nicht entgehen lassen sollte, ist die perfekt restaurierte noble unterirdische Toilettenanlage im feinsten Jugendstil. Und wenn sie noch etwas Muße haben,

dann schauen sie doch im **Café Korb** vorbei. Das Kultcafé mit der großen Vergangenheit und Gegenwart ist nicht weit entfernt – vom Graben durch die Jungferngasse links um die Peterskirche herum und durch die Kühfußgasse zur Ecke Brandstätte / Tuchlauben. Hier traf sich 1908 regelmäßig Sigmund Freuds „Wiener Psychoanalytische Vereinigung", wie sich die berühmte Mittwochsgesellschaft nach der Neugründung nannte. Hat man die „Kultur der Seele und des Gaumens" ausgiebig genossen, schlendert man gemütlich über die Brandstätte zum **Stephansplatz** zurück.

Peterskirche.

Kunstgeschichte

Donner-Brunnen

eigentlich Providentiabrunnen
Neuer Markt. 1. Bezirk

Raphael Donner schuf diese wahrscheinlich schönste barocke Brunnenanlage Wiens in den Jahren 1737–39 im Auftrag des Wiener Magistrats. Finanziert haben diesen Brunnen die Bürger und Bürgerinnen Wiens. Auf dem Brunnen befindet sich daher kein einziges kaiserliches oder kirchliches Symbol. Die Figur der Providentia im Mittelstück des Brunnens ist umgeben von den personifizierten Flüssen Enns – der bärtige Fährmann – March – eine Flussgöttin mit Muschel – Traun – Jüngling mit Dreizack – und Ybbs – Nymphe mit Vase. Die 1773 wegen ihrer schamlosen Nacktheit entfernten Randfiguren wurden 1801 wieder aufgestellt. Die Originalfiguren aus Blei befinden sich seit 1921 im Österreichischen Barockmuseum im Unteren Belvedere. Die Figuren am Neuen Markt sind Bronzekopien aus dem Jahr 1873.

Kapuzinergruft und Kapuzinerkirche

Neuer Markt; 1. Bezirk, Tegetthoffstraße 2
Öffnungszeiten: täglich von 10.00 – 18.00
1. und 2. November geschlossen
Tel. 512 68 53 / 16 Fax: 512 68 53 / 19

Die Kaisergruft – Kapuzinergruft – ist seit 1633 Begräbnisstätte der Habsburger in Wien. 12 Kaiser, 19 Kaiserinnen und viele weitere Mitglieder der Familie Habsburg fanden hier ihre letzte Ruhestätte. Die Gruft beherbergt eine Reihe künstlerisch bemerkenswerter schaurig schöner Sarkophage. Särge aus drei Jahrhunderten bieten ein eindrucksvolles kunsthistorisches Denkmal der habsburgischen Begräbniskultur.

Albertina

1. Bezirk, Augustinerstrasse 1
Öffnungszeiten Museum Albertina
Montag: 10.00 – 18.00 Uhr
Dienstag: 10.00 – 18.00 Uhr
Mittwoch: 10.00 – 21.00 Uhr
Donnerstag: 10.00 – 18.00 Uhr
Freitag: 10.00 – 18.00 Uhr
Samstag: 10.00 – 18.00 Uhr
Sonntag: 10.00 – 18.00 Uhr

Öffnungszeiten Restaurant
DO & CO Albertina
Montag bis Sonntag: 09.00 – 24.00 Uhr

Kaiser Franz I. überließ 1795 das Gästehaus Maria Theresias Herzog Albert von Sachsen-Teschen als Wohnsitz in Wien. Herzog Albert ließ das Gebäude 1801 – 1804 von Louis von Montoyer erweitern und umgestalten. Nach starken Beschädigungen im 2. Weltkrieg wurden Teile des Gebäudes stark verändert und zum Teil völlig erneuert. Durch die Sammeltätigkeit Herzog Alberts und der Zusammenlegung mit dem Kupferstichkabinett der kaiserlichen Hofbibliothek 1920 entstand die so genannte Albertina, die, mit etwa 65 000 Zeichnungen und 1 Million druckgraphischen Blättern vermutlich größte graphische Sammlung der Welt.

Albertina

Michaelerkirche

1.Bezirk, Michaelerplatz

Kirche geöffnet: 07.00 – 22.00 Uhr

Gruftführungen:
Montag bis Freitag 11, 14, 15, 16 Uhr;
Samstag 15, 16 Uhr.
Dauer: 30 Minuten.

Sonderführungen:
jeden ersten Montag im Monat, 18.30 Uhr.
Dauer: 1 Std.
Kosten: Spende ab 9 Euro.
Treffpunkt in der Kirche rechts hinten.

Tel.: 01 533 8000; Fax: 01 533 8000/31;
pfarre@michaelerkirche.at

Die „k.k. Hof-Stadt-Pfarr- und Collegiumskirche St. Michael" zählt zu den ältesten – Baubeginn um 1220 – und wegen ihrer Vielfalt an Baustilen, Denkmälern und Malereien – von der Romanik bis zur Gegenwart – zu den interessantesten Kirchen Wiens.

Hofburg

1. Bezirk, Eingang Michaelerplatz

Selbst ein oberflächlicher Bericht über die 600-jährige Baugeschichte und den gewaltigen Baukomplex der Hofburg mit ihren vielen Trakten, Höfen und Sammlungen würde ein recht umfangreiches Buch füllen. Wir müssen uns daher auf ein paar Bemerkungen beschränken. Begonnen wurde der Bau von König Ottokar im Jahr 1275. Die Burganlage, ein Vierturmkastell um den später so genannten Schweizerhof hatte wie schon der Name sagt, an jeder ihrer vier Ecken einen Turm und war – auch heute noch gut erkennbar – mit einem Burggraben – die Zugbrücke war beim Schweitzertor – umgeben. Die Entwicklungsphasen des Gebäudes bis

1913 kann man heute recht schön an drei Plätzen innerhalb der Burg erkennen: um den Schweizerhof die gotische Phase und um den Platz „In der Burg" die barocke Periode des Baus. Der Heldenplatz, begrenzt im Südosten von der gewaltigen „Neuen Hofburg" spiegelt das Zeitalter von Kaiser Franz Joseph I. wieder. Unter Franz Joseph kam es auch von 1889 bis 1893 zum Ausbau und zur Umgestaltung der zum Michaelerplatz liegenden Teile der Hofburg.

Schausammlungen in der Hofburg:

Schatzkammer

Eingang Schweizerhof, Säulenstiege
Tel.: (+43) 52 52 40
e-mail: info.kk@khm.at
www.khm.at
Mittwoch bis Montag: 10.00 – 18.00 Uhr

Silberkammer, Sisi-Museum und Kaiserappartements

Eingang Michaelerkuppel
Tel.: (+43 1) 533 75 70
www.hofburg-wien.at
Täglich 9 – 17 Uhr
Juli und August täglich 09.00 – 17.30 Uhr

Hofjagd- und Rüstkammer

Neue Hofburg, Heldenplatz
Tel.: (+43 1) 52 52 44 60
www.khm.at
Mittwoch bis Montag: 10.00 – 18.00 Uhr

Sammlung alter Musikinstrumente

Neue Hofburg, Heldenplatz
Tel.: (+43 1) 52 52 44 71
www.khm.at
Mittwoch bis Montag: 10.00 – 18.00 Uhr

Ephesos Museum

Neue Hofburg, Mittelportal
Tel.: (+43 1) 52 52 44 76
www.khm.at
Mittwoch bis Montag: 10.00 – 18.00 Uhr

Museum für Völkerkunde

Neue Hofburg, rechter Seitenflügel
Tel.: (+43 1) 53 43 00
www.ethno-museum.ac.at
Mittwoch bis Montag: 10.00 – 18.00 Uhr
(derzeit wegen Umbauarbeiten
geschlossen)

Österreichische Nationalbibliothek

1. Bezirk, Josefsplatz
Tel.: (+43 1) 53 41 04 64
www.onb.ac.at
Dienstag bis Sonntag: 10.00 – 18.00 Uhr
Donnerstag: 10.00 – 21.00 Uhr
Führungen Do 18.00 Uhr und nach
Vereinbarung

Spanische Hofreitschule

1. Bezirk, Josefsplatz 1, Tor 3
Tel.: (+43 1) 533 90 31 13
www.spanische-reitschule.com
Termine der Vorstellungen und Kartenbe-
stellungen auf dieser Homepage

Lippizaner Museum

1. Bezirk, Reitschulgasse 2
Tel.: (+43 1) 52 52 45 83
www.lipizzaner.at
Täglich 09.00 – 18.00 Uhr
Sonderführungen auf Anfrage.
Tel.: (+43 1) 52 52 44 16 (Abt. Museum und
Publikum, Fr. Hochleitner)
E-mail: lipizzaner@khm.at

Peterskirche

1. Bezirk, Petersplatz

Dass die Kirche von Kaiser Karl dem Großen um 800 gegründet wurde ist wahrscheinlich nur eine Legende. Urkundlich erwähnt wird die Kirche jedenfalls erstmals 1137. Sie könnte demnach die älteste Kirche Wiens sein. Von dieser Urkirche ist allerdings nichts mehr zu sehen. Heute präsentiert sich die Kirche als barockes Gesamtkunstwerk – erbaut 1733 nach Plänen von Lucas von Hildebrandt – das sich aber zwischen den hohen Häusern des Petersplatzes fast versteckt. Man sieht sie in ihrer ganzen barocken Pracht tatsächlich erst wenn man knapp davor steht.

Lippizaner Museum

Restaurants

Kaffeehäuser

 Aida

1. Bezirk, Stock-im-Eisen-Platz 2
Tel.: 512 29 77
Montag bis Samstag: 07.00 – 21.00 Uhr
Sonn- und Feiertag: 09.00 – 21.00 Uhr

 Cafe Europa

1. Bezirk, Kärntner Straße 18
Tel: 515 94-0
täglich 07.00 – 23.00 Uhr

 Café Demel

1. Bezirk, Kohlmarkt 14
Tel.: 535 17 17
täglich 10.00 – 19.00 Uhr

 Café Tirolerhof

1. Bezirk, Führichgasse 8
Tel: 512 78 33
Montag bis Samstag: 07.00 – 22.00 Uhr
Sonn- und Feiertag: 09.30 – 20.00 Uhr

 Gerstner Café Konditorei

1. Bezirk, Kärntner Straße 13-15
Tel.: 512 49 63-77
Montag bis Samstag: 08.30 – 20.00 Uhr
Sonntag und Feiertag: 10.00 – 18.00 Uhr

 Café Bräunerhof

1. Bezirk, Stallburggasse 2
Tel.: 512 38 93
Montag bis Freitag: 08.00 – 21.00 Uhr,
Samstag: 08.00 – 19.00 Uhr,
Sonn- und Feiertag: 10.00 – 19.00 Uhr

 Kleines Café

1. Bezirk, Franziskanerplatz 3
täglich 10 bis 2

 Café Griensteidl

1. Bezirk, Michaelerplatz 2
Tel.: 535 26 92
täglich 8 bis 23.30

Gasthäuser und Restaurants

Do & Co Albertina

1. Bezirk, Albertinaplatz 1 (auf der Bastei)
Tel.: 532 96 69
täglich 10.00 – 19.00 Uhr
täglich 09.00 – 24.00 Uhr, durchgehend
warme Küche

Yohm

Asia Restaurant
1. Bezirk, Petersplatz 3
Tel.: 533 29 00
täglich 12.00 – 15.00 und 18.00 – 24.00 Uhr

Restaurants

🍴 *Zum Weissen Rauchfangkehrer*

1. Bezirk, Weihburggasse 4
Tel.: 512 34 71
Wiener Küche, hohes Preisniveau
Dienstag bis Samstag: 18.00 – 24.00 Uhr

🍴 *Novelli bacaro con cucina*

1. Bezirk, Bräunerstraße 11
Tel.: 513 42 00-0
Montag bis Samstag: 11.00 – 01.00 Uhr,
Küche 12.00 – 14.00 und 18.00 – 23.00 Uhr

🍴 *Palmenhaus im Burggarten*

1. Bezirk, Burggarten (Eingang Albertina)
Tel.: 533 10 33
täglich 10.00 – 02.00 Uhr

🍴 *Restaurant Meinl am Graben*

1. Bezirk, Graben 19
Tel.: 532 33 34-6000
Montag bis Mittwoch: 08.30 – 24.00 Uhr,
Donnerstag, Freitag: 08.00 – 24.00 Uhr,
Samstag: 09.00 – 24.00 Uhr

🍴 *Zum schwarzen Kameel*

1. Bezirk, Bognergasse 5
Tel.: 533 81 25
Montag bis Samstag: 08.30 – 24.00 Uhr,
warme Küche 12.00 – 14.30 und
18.00 – 22.30 Uhr

🍴 *Führich*

1. Bezirk, Führichgasse 6
Tel.: 513 08 80
täglich 10.00 – 24.00 Uhr

🍴 *Immervoll*

1. Bezirk, Weihburggasse 17
Tel.: 513 52 88
täglich 12.00 – 24.00 Uhr

🍴 *Zu den 3 Hacken*

1. Bezirk, Singerstraße 28
Tel.: 512 58 95
Montag bis Samstag: 11.00 – 23.00 Uhr
Hausmannskost

Tour 3

Die Ringrunde

*Entlang der Ringstraße,
rund um die Innenstadt*

Ausgangspunkt:
Oper, U-Bahn-Station Karlsplatz (U1/
U4), Straßenbahn Linie 1/2/D/J/WLB
Ende: Oper, Naschmarkt (U-Bahn-
Station Kettenbrückengasse/U4)

Zeitaufwand: 2 Stunden

16

Währinger Str.

Kolingasse

12

14 15 Börsegasse

U Schottentor

13

11 Schottengasse

Salzgries

10

Freyung Tiefer Graben

9 Herreng.

Tuchlauben

U Herrengasse Bauernmarkt Rotenturmstr.

Schwedenplatz 17

Dominikanerbastei

Bäckerstraße

Wollzeile

8 Michaelerplatz Graben Stephansdom

7 Spiegelg. U Stephansplatz

4 Neuer Markt Singerstr.

Heldenplatz Weihburggasse

5 U Volkstheater Stubenbastei U Stubentor

6 1 Himmelpfortg. 18

5 Augustinerstr. Seilerstätte

U Museumsquartier 21 Kärntner Straße

U Karlsplatz

19

22

23 20

Für einen Spaziergang ist die Tour rund um die Wiener Innenstadt wohl etwas zu mühsam. Sechseinhalb Kilometer lang ist diese einzigartige Prachtstrasse, die hufeisenförmig die Innere Stadt umschließt und im Nordosten durch den Kai am Donaukanal tatsächlich zu einem Ring um die Innere Stadt geschlossen wird. Der „Ring", wie er üblicherweise in Wien genannt wird, ist 57 Meter breit, hat Alleen und einen Radweg, der ursprünglich der Reitweg war. Die auf Befehl Kaiser Franz Josephs im Zuge der Stadterweiterung – nach Schleifung der alten Befestigungs- und Verteidigungsanlagen – entstandene Ringstraße wurde am 1. Mai 1865 eröffnet und nach und nach im damals neuen Baustil des Historismus mit monumentalen Prunkbauten und den dazwischen liegenden großzügigen Gartenanlagen zur Prachtstraße Wiens.

Burggarten, Burgtor, Heldenplatz, Kunsthistorisches und Naturhistorisches Museum, Maria Theresien-Denkmal

Als Verkehrsmittel für diese Tour bieten sich dem sportlichen Besucher das Fahrrad – es kann problemlos an mehreren Stellen entliehen werden – oder aber die Straßenbahn an. In der Straßenbahn mit der Nummer 1 kann man sitzend, einmal links, einmal rechts blickend, die Prachtbauten der Ringstrasse bequem an sich vorbeiziehen lassen. Haben sie sich für die Straßenbahn entschieden, ist der Ausgangspunkt dieser Tour am besten die Haltestelle der Straßenbahn Linie 1 bei der Wiener Oper am Kärntner Ring. Die Linie 1 umkreist die Innenstadt wie der Straßenverkehr im Uhrzeigersinn. Sie gewinnen bei dieser Rundfahrt einen ersten Überblick, den man später nach belieben vertiefen und erweitern kann. Kaum ist die Straßen-

Kärtner-Ring, Oper.

bahn abgefahren, wird es interessant. Auf der rechten Seite der **Burggarten** und danach **Burgtor**, **Heldenplatz** und Hofburg, auf der linken Seite, die nicht minder schlossähnlichen **Gebäude des Kunsthistorischen und des Naturhistorischen Museums**. Dazwischen das größte und teuerste Denkmal Wiens: das riesige **Monument der Kaiserin Maria Theresia** – enthüllt am 13. 5. 1888 – an dem der Bildhauer **Kaspar von Zumbusch** 13 Jahre lang arbeitete. Im Unterbau des Monuments ist die Kaiserin von ihren engsten Beratern, Staatsmännern, Feldherren, Künstlern – unter ihnen **Gluck, Haydn** und **Mozart** – und Wissenschaftern umgeben; gleichsam als den Stützen ihres Thrones, als Säulen ihrer Herrschaft. Links neben der Kaiserin, weil er „unter allen ihren Beratern ihrem Herzen am nächsten stand", der Niederländer

Gerard van Swieten am Marien Theresien-Denkmal.

Gerard van Swieten (1700 – 1772), Leibarzt der Kaiserin und Begründer der 1. Wiener Medizinischen Schule. Er machte Wien vor 250 Jahren zum medizinischen Zentrum Europas. Absolutistisch und autoritär wie die Kaiserin, reorganisierte er das Gesundheitswesen in Österreich und das Medizinstudium

Kunsthistorisches Museum.

an der Wiener Universität. Er führte den Unterricht am Krankenbett ein, förderte das Fach pathologische Anatomie, richtete ein chemisches Labor ein, um die im botanischen Garten gezüchteten Pflanzen zu untersuchen und verlangte am Ende des Studiums eine strenge Prüfung, anstatt der bisher üblichen, teuren Promotion nach sechsjähriger Lehrzeit. Das Universitätspalais, das Aulagebäude – Dr. Ignaz Seipel-Platz im 1. Bezirk – das wir am Beginn unserer ersten Tour kennen gelernt haben, ist das Denkmal seiner Universitätsreform. Die österreichischen Ärzte haben ihm ebenfalls ein Denkmal gesetzt: die gesamtösterreichische Ärztevereinigung führt heute den Namen „Van Swieten-Gesellschaft".

Denkmal der Republik, Viktor Adler.

Denkmal der Republik

Wo der „Burgring" nach rechts abbiegt und in den „Dr. Karl Lueger-Ring" übergeht, steht auf der linken Seite das **Denkmal der Republik**. Im Zentrum die Büste des Arztes und Politikers **Victor Adler** (1852 – 1918). Ein Satz des berühmten deutschen Pathologen **Rudolf Virchow** charakterisiert wohl am besten das Leben des Sozialreformers: „Die Medizin ist eine soziale Wissenschaft, und Politik ist nichts anderes als Medizin im Großen". Als Armenarzt ordinierte Adler an einer heute berühmten Adresse: Berggasse 19. Das Haus hatte Adler von seinem Vater geerbt. Berühmt ist die Adresse heute allerdings nicht durch ihn. **Sigmund Freud** übernahm die Ordination 1892 und lebte und arbeitete hier bis zu seiner Emigration nach London. Sein Leben lang kämpfte Victor Adler als sozialdemokratischer Politiker für den sozialen und demokratischen Fortschritt. Die Gründung der Republik erlebte er aber nicht mehr. Zwei Tage zuvor starb er. Das Denkmal entstand 1928, am zehnten Jahrestag der Gründung der Republik.

Parlament, Burgtheater, Rathaus, Universitätshauptgebäude

Nach dem **Parlament** auf der linken Seite hält die Straßenbahn direkt vor

Parlament.

Burgtheater.

Rathaus.

dem **Burgtheater** auf der rechten Seite des Rings. Genau gegenüber, beherrscht das monumentale **Rathaus** den weitläufigen Rathausplatz. Kurz nach der Station Burgtheater fährt die Straßenbahn am berühmten Café Landtmann vorbei, das neben vielen Zelebritäten aus Kunst und Politik auch Sigmund Freud im Sommer gerne und oft frequentierte. Bald nach dem Park auf der linken Seite steht das 1884 eröffnete Neue **Universitätshauptgebäude**. Die so genannten Fakultätsbilder von **Gustav Klimt**, die für den Festsaal vorgesehen waren,

Universitätshauptgebäude, Ruhmeshalle.

erregten damals die Gemüter – dem Bild „Medizin", das man heute leider nur mehr als Reproduktion, das Original verbrannte am Ende des 2. Weltkrieges, im Leopoldmuseum im Museumsquartier bewundern kann, warf man sogar Pornographie vor – derart, dass Klimt genervt das Handtuch warf, seine Bilder zurückzog und nie mehr einen Staatsauftrag annahm. Das architektonische und räumliche Zentrum, das Kernstück des annähernd quadratischen Baus ist der Arkadenhof, der von Anfang an als Ruhmeshalle der Universität geplant war. Büsten und Reliefs erinnern hier an berühmte Lehrer der Wiener Universität. Im so genannten Medizinergang – dem vom Haupteingang aus gesehen rechten Gang des Arkadenhofes – finden sich Büsten fast aller großen und berühmten Mediziner Wiens. Ein einzigartiges Ensemble künstlerisch wertvoller Arbeiten bedeutender Bildhauer. Auffallend ist, dass sich unter all den

Denkmal im Sigmund-Freud-Park.

Statuen im Arkadengang keine einzige Frau befindet, obwohl an der Universität Wien einige berühmte Wissenschafterinnen geforscht und gelehrt haben. Die einzigen Objekte in der Ruhmeshalle der Wiener Universität, die auf Frauen hinweisen, sind eine Gedenktafel für die Dichterin und Ehrendoktorin der Wiener Universität, **Marie von Ebner-Eschenbach** und die Statue der Nymphe Kastalia am Brunnen in der Mitte des Hofes. Ein Besuch des Arkadenhofes mit der Ruhmeshalle ist aber trotzdem unbedingt empfehlenswert. Einen Blick in den prächtigen Hauptlesesaal der Universitätsbibliothek, die man über die Treppe rechts am Ende des Medizinerganges erreicht, sollte man ebenfalls nicht versäumen.

Votivkirche, Sigmund-Freud-Park

Nach der Universität öffnet sich der ausgedehnte Platz mit der **Votivkirche** im Hintergrund, dem Votivpark rund um die Kirche und dem **Sigmund Freud-**

Sigmund-Freud-Park, Votivkirche.

ZUM ANDENKEN AN DIE OPFER DES RINGTHEATERBRANDES.
AN STELLE DES AM 8. DEZEMBER 1881 ABGEBRANNTEN THEATERS STIFTETE KAISER FRANZ JOSEPH I. DAS SÜHNHAUS. DIESES WURDE IM ZWEITEN WELTKRIEG ZERSTÖRT.
GESELLSCHAFT DER FREUNDE WIENS. 1982

Gedenktafel an die Opfer des Ringtheaterbrandes 1881. Schottenring 7.

Park mit einem 1985 aufgestellten Gedenkstein. Unter den Buchstaben Psi und Alpha, die Freud als Abkürzung für Psychoanalyse verwendete, stand bei der Enthüllung des Gedenksteins die Inschrift: „die Stimme der Vernunft ist leise". Das Originalzitat Freuds lautet aber: „Die Stimme des Intellekts ist leise, aber sie ruht nicht, ehe sie sich Gehör verschafft hat." Warum damals dieses Zitat verändert wurde, lässt sich heute nicht mehr klären. Irgendwann in den 1990er Jahren hat man jedenfalls das Wort „Vernunft" – wie man sich heute vergewissern kann – auf „Intellekt" korrigiert.

Sühnhaus

Kurz nach der Station Schottentor erinnert eine Gedenktafel am Haus Schottenring 7 auf der linken Seite des Ringes, an eine der größten Brandkatastrophen des 19. Jahrhunderts. Hier an dieser Stelle stand einst das Ringtheater, in welchem am 8. Dezember 1881, kurz vor Beginn der Vorstellung von Offenbachs Oper „Hoffmanns Erzählungen" ein Fehler in der elektropneumatischen Zündanlage der Gaslampen

einen verheerenden Brand auslöste. Die Anzahl der Toten schätzte man auf über 400. Bei der Agnoszierung der Leichen wandte der Gerichtsmediziner **Eduard von Hofmann** – unter ihm gehörte die Wiener Gerichtsmedizin damals zur Weltspitze – schon moderne Methoden, wie etwa den Zahnstatus an. Ein verkohlter Kopf eines Ringtheateropfers befindet sich heute noch im Museum für gerichtliche Medizin in Wien und einen anderer wird im Kriminalmuseum in der Leopoldstadt gezeigt. Hofmanns Vermutung, dass in vielen Fällen Verbrennungsopfer nicht an der Verbrennung, sondern an Rauchgasvergiftung sterben, konnte er an diesen Leichen beweisen. Es gelang ihm auch, im Blut der Opfer Kohlenmonoxid nachzuweisen. Für die Gerichtsmedizin eine bedeutende Erkenntnis. Bei Morden mit nachträglicher Verbrennung der Leiche konnte man jetzt, wenn kein Kohlenmonoxid im Blut nachgewiesen werden konnte, eindeutig beweisen, dass das Opfer vor der Verbrennung bereits tot war, oder falls im Blut CO gefunden wurde, dass jemand bei lebendigem Leib verbrannt war. Die Katastrophe

brachte aber nicht nur für die Gerichtsmedizin neue Erkenntnisse. Neben den Änderungen der Bauvorschriften für Theater und Opernhäuser – der eiserne Vorhang und Notbeleuchtungen wurden Pflicht, die Eingangstüren müssen seit damals immer nach außen aufgehen – kam es unter dem Schock der Katastrophe zur Gründung der „Wiener Freiwilligen Rettungsgesellschaft". An Stelle des Ringtheaters, das nach dem Brand nicht mehr aufgebaut wurde, ließ **Kaiser Franz Joseph** aus seiner Privatschatulle das **„Sühnhaus"** erbauen, ein Zinshaus dessen Erträge für ewige Zeiten wohltätigen Stiftungen zufließen sollten. **Sigmund Freud** wohnte und ordinierte hier von Oktober 1886 bis September 1891. Hier, in seiner neu eröffneten Ordination stand sie erstmals: die berühmte Couch, die er von einer dankbaren Patientin geschenkt bekommen hatte. Er nahm sie später in die Berggasse und dann auch nach London mit, wo sie noch heute besichtigt werden kann. Im 2. Weltkrieg wurde das kaiserliche Stiftungshaus durch einen Bombentreffer schwer beschädigt und 1951 abgetragen. Seit 1974 steht hier die Bundespolizeidirektion.

Urania.

Börse, Ringturm, Urania,

Vorbei an der mit Terrakottakacheln verkleideten **Wiener Börse** führt uns die Straßenbahn zu Wiens erstem „Wolkenkratzer". Mit seinen 20 Stockwerken ist der 1953 – 1955 erbaute **Ringturm** das höchste Gebäude der Ringstrasse. Auf dem Dach befindet sich eine 20 Meter hohe Leuchtsäule, die direkt mit dem ältesten Wetterdienst der Welt, der Hohen Warte in Wien Döbling verbunden ist und mit 17 Leuchten eine Wetterprognose anzeigt. Eine Tafel mit der Erklärung der Lichter zur Wettervorhersage befindet sich in der U-Bahn-Station Schottenring. Beim Ringturm biegt die Straßenbahn nach rechts auf den Kaiser-Franz-Joseph-Kai ein, dem sie nun bis zum Stubenring folgt. Die Fahrt am Kai ist weniger medizinhistorisch als gastronomisch interessant. Am Schwedenplatz befindet sich neben vielen anderen Lokalen einer der beliebtesten Eissalons der Stadt. Nach dem Schwedenplatz – jetzt heißt es aufpassen und nur mehr nach links schauen – kurz bevor die Straßenbahn wieder nach rechts in den Ring einbiegt, sieht man die **Urania**, die 1909 erbaute älteste Volkssternwarte Wiens und links davon in der Ferne die Hauptattraktion des Wiener Praters, das Riesenrad. Kurz danach, rechts von der Sternwarte, wieder etwas abseits vom Ring entdeckt man das Gebäude der Wiener Rettungszentrale mit der Büste Jaromir Mundys. Bis weit in die zweite Hälfte des 19. Jahrhunderts gab es in Wien kein organisiertes Krankentransportwesen. Der Arzt **Jaromir Mundy** (1823 – 1894), der bereits

Zentrale der Wiener Rettung.

der verheerende Brand des Ringtheaters und das völlige Versagen des Sanitätsdienstes rüttelten die Behörden auf. Bereits am 9. Dezember 1881, einen Tag nach der Katastrophe gründete Baron Mundy mit seinen gräflichen Freunden **Hans Wilczek** und **Eduard Lamezan** die „Wiener Freiwillige Rettungsgesellschaft". Die finanziellen Mittel für die Gesellschaft erhielt Mundy durch Spenden, Sammlungen und Benefizveranstaltungen. **Johann Strauß Sohn** komponierte eigens für einen Wohltätigkeitsball der Rettungsgesellschaft den Marsch „Freiwillige vor". Auch der berühmte Chirurg **Billroth**, ein Freund Mundys, unterstützte die Rettung, nicht nur finanziell. Der seit längerer Zeit vermutlich manisch-depressive Mundy erschoss sich 1894 am Donaukanal. Die Totenmaske mit dem Einschussloch an der rechten Schläfe befindet sich im Museum der Wiener Rettung. An der Zentrale der Wiener Rettung, Radetz-

auf verschiedenen Kriegsschauplätzen Transporte von Verwundeten organisiert hatte, wollte auch in Wien einen Rettungsdienst ins Leben rufen. Die Obrigkeit war aber nicht interessiert. Erst

Kassensaal der Postsparkasse.

kystrasse 1, erinnert eine Büste an diesen „größten praktischen Humanisten unseres Jahrhunderts", wie ihn Billroth bezeichnete. Das Wiener Rettungswesen wurde weltweit kopiert.

Stadtpark, Schwarzenbergplatz, Hochstrahlbrunnen, Oper

Vom Stubenring über den Parkring – links die wuchtige Front des ehemaligen Kriegsministeriums, rechts etwas nach hinten versetzt, ein Meisterwerk des Jugendstils, das berühmte Postsparkassen-Amt – sehenswert!! – von **Otto Wagner**, danach das Museum für Angewandte Kunst links und dann der **Stadtpark** in dem der vergoldete Walzerkönig Johann Strauß geigt – bringt uns die Straßenbahn zum **Schwarzenbergplatz** auf dem Schubertring. Der **Hochstrahlbrunnen** links im Hintergrund des geräumigen Schwarzenberg-

Apotheke zum „Heiligen Geist".

platzes erinnert an die Fertigstellung der 1. Wiener Hochquellleitung zu deren Bau die Gutachten der Gesellschaft der Ärzte – das hygienische Gewissen Wiens – viel beigetragen hatten. In Betrieb genommen wurde er am 24. Oktober 1873. Die Zahl der Typhus Toten in Wien sank durch die Hochquellleitung von 1.149 im Jahr 1871 auf 185 einige Jahre später. Vom Schwarzenbergplatz bis zur **Oper**, wo wir unsere Tour um den Ring beenden ist es jetzt nur mehr eine Haltestelle.

Naschmarkt

Wenn sie diese Tour mit einem kulinarischen Höhepunkt abschließen wollen, empfiehlt sich ein Besuch des nur ein paar Schritte entfernten Wiener **Naschmarkts**. Medizinhistorisch korrekt erreicht man ihn durch die westlich der Oper gelegene Operngasse stadtauswärts. Hier erinnert der Name, der an der Ecke Operngasse/Nibelungengasse gelegenen Apotheke, an den damals außerhalb der Stadtmauern gelegenen Standort des Heiligengeistspitals. In diesem Spital fand am 12. Februar 1404 die erste anatomische Leichensektion im deutschsprachigen Raum statt. Da nur Hingerichtete seziert werden durften, gab es allerdings nur wenige Obduktionen. Zwischen 1404 und 1498 sind für Wien nur 14 Sektionen urkundlich nachgewiesen.

Der Chirurg und Medizinhistoriker **Leopold Schönbauer** berichtet von einem bemerkenswerten Vorfall aus dem Jahr 1492: „Bei dem gehenkten Diebe Konrad Praitenauer, den die Fakultät zur

Zergliederung erhalten hatte, bemerkte man noch Leben, ließ ihn zur Ader, worauf Schaum aus dem Munde trat. Obgleich das nach Hippokrates als sicheres Zeichen des Todes galt, bemühte man sich weiter um ihn und wurde endlich mit Erfolg belohnt. Der Wiener Lektor wollte ihn durchaus umbringen, wurde aber nachdrücklich zurückgewiesen." – die Universität hatte damals ja das Asylrecht – „Praitenauer wurde auf Fakultätskosten in seine Heimatgemeinde Altötting geschafft und lebte noch manches Jahr, bevor er neuerdings, dann aber kunstgerechter gehenkt wurde."

Etwas weiter stadtauswärts, kommen wir am originellen Ausstellungsgebäude der **Sezessionsbewegung** von **Joseph Maria Olbrich** vorbei. Hier fand sich Ende der 1890er Jahre eine Gruppe Wiener Künstler zusammen, die den konservativen Historismus ablehnten. Im Untergeschoss kann heute Gustav Klimts berühmtes Beethovenfries bewundert werden. Kurz nach dem „goldenen Krauthappel" wie der Volksmund das Gebäude taufte, tauchen wir ein in die unbeschreibliche, alle nur denkbaren Sinne betörende Welt des Wiener Naschmarkts.

Kunstgeschichte

Oper

1. Bezirk, Opernring 2
Tel.: +43-1-514442250
Karten: +43-1-5151315
Führungen: Termine auf der Homepage
Information: +43-1-514442606
www.wiener-staatsoper.at

Romantisch-historisierender Bau der Architekten Eduard van der Nuell und August von Siccardsburg. Die glanzvolle Eröffnung mit Mozarts „Don Giovani" am 25. Mai 1869 erlebten beide Baumeister nicht. Nörgelein und Kritiken über den Bau trieben van der Nüll in den Selbstmord und Siccardsburg starb kurz danach an „gebrochenem Herzen". Ein Brand nach einem Fliegerangriff 1945 zerstörte die Oper fast völlig. Zur Eröffnung der wiederhergestellten restaurierten Oper am 5. November 1955 mit Beethovens „Fidelio" kam die Prominenz aus der ganzen Welt.

Maria Theresienplatz

1. Bezirk
www.mqw.at

Imposantes Maria Theresien-Denkmal an dem Kaspar von Zumbusch von 1874 bis 1887 arbeitete. Museumskomplex – fertig gestellt 1891 – um den Maria Theresien-Platz für die verstreut in Wien untergebrachten Sammlungen des Allerhöchsten Kaiserhauses. Äußerlich spiegelbildlich gleiche Gebäude nach Entwürfen von Gottfried Semper und Carl von Hasenauer.
Im Süden des Platzes, in den ehemaligen Hofstallungen, befindet sich seit 2001 das Museums Quartier (7. Bezirk, Museumsplatz 1) mit dem Leopold Museum (Schiele, Klimt, Kokoschka, Kubin um nur einige zu nennen) und dem Museum moderner Kunst, Stiftung Ludwig (Wiener Aktionismus, Fotorealismus, Pop Art, Oldenburg, Rauschenberg und viele andere).

Kunsthistorisches Museum

1. Bezirk, Burgring 5,
Eingang: Maria Theresien-Platz
Tel. +43-1-52524-0,
info@khm.at
www.khm.at
Öffnungszeiten:
Dienstag bis Sonntag: 10.00 – 18.00 Uhr
Donnerstag: 10.00 – 21.00 Uhr

Eine der ältesten und bedeutendsten Kunstsammlungen der Welt.

Naturhistorisches Museum

1. Bezirk, Burgring 7, Eingang:
Maria Theresien-Platz
Tel.: +43-1-52177
Öffnungszeiten:
Donnerstag bis Montag: 09.00 – 18.30 Uhr
Mittwoch: 09.00 – 21.00 Uhr
www.nhm-wien.ac.at

Der Grundstock für das Museum waren die kaiserlichen Naturalienkabinette und die Sammlungen astronomischer Instrumente, die bis auf Rudolf II. und auf das Erbe Prinz Eugens zurückgehen. Zu einer wesentlichen Erweiterung der Bestände kam es unter Kaiser Franz Stephan I. durch große Sammelexpeditionen und Ankäufe. Die einst größte Naturaliensammlung der Welt war bis zur Eröffnung des neuen Museums in der Hofburg untergebracht und ist seit 1750 öffentlich zugänglich.

Denkmal der Republik

1. Bezirk, Dr. Karl Renner-Ring,
Schmerlingplatz

1928 enthülltes Denkmal mit den Büsten von Jakob Reumann (Ausführung Franz Seifert), Victor Adler (Ausführung Anton Hanak) und Ferdinand Hanusch (Ausführung M. Petrucci) zur Erinnerung an die Errichtung der Republik am 12.11.1918. Abgetragen unter der Regierung Dollfuss 1934. Am 12.11.1948 wieder aufgebaut.

Parlament

1. Bezirk, Dr. Karl Renner-Ring 3
Tel.: +43-1-401102715
Termine der öffentlichen Führungen
auf der Homepage.
www.parlament.gv.at

Nach einem klassisch-griechischen Entwurf von Theophil von Hansen in den Jahren 1873 – 1883 errichtet. Zahlreiche Figuren und Reliefs von verschiedenen Bildhauern. Vor dem Parlament der wuchtige Pallas Athene-Brunnen, der nach einem Entwurf Hansens – ausgeführt von Carl Kundmann – im Jahr 1902 errichtet wurde.

Burgtheater

1. Bezirk, Dr. Karl Lueger-Ring 2
Tel.: +43-1-514444140
Karten: +43-1-514444145
www.burgtheater.at

Das nach der Comedie française zweitälteste Sprechtheater der Welt. Seit 1741 als „Hof- und Nationaltheater" bei der Hofburg am Michaelerplatz. Die erste Vorstellungen des neuen „Hofburgtheaters" – errichtet nach Entwürfen von Gottfried Semper und Karl von Hasenauer in den Jahren 1874 bis 1888 – fand am 14.10.1888 statt. Gedacht als barockisierendes Gegenstück zum rein klassizistischen Parlament.

Rathaus

1.Bezirk, Rathausplatz 1
Tel.: +43-1-52550
Führungen: Montag, Mittwoch, Freitag um 13.00 Uhr, außer Feiertagen und Sitzungstagen. Eingang Friedrich-Schmidt-Platz.

Neugotischer Monumentalbau, der an das Brüsseler Rathaus erinnert. Gebaut nach Entwürfen und unter der Leitung des Kölner und Wiener Dombaumeisters Friedrich von Schmidt in den Jahren 1872 – 1883. Frei

zugänglicher großer Mittelhof mit Arkadengang. Die plastische und malerische Gestaltung erfolgte durch führende Künstler der Zeit. An der Spitze des 98 Meter hohen Mittelturms befindet sich der 3,40 Meter große in Kupfer getriebene „Rathausmann" des Kunstschlossers Wilhelm Nehr, den der Wiener Schlossermeister Wilhelm Ludwig der Gemeinde spendierte.

Universität

1. Bezirk, Dr. Karl Lueger-Ring 1
www.univie.ac.at

Am 11. Oktober 1884 eröffnete Kaiser Franz Joseph I,. das von Heinrich von Ferstel im Renaissancestil erbaute repräsentative Neue Universitätshauptgebäude - den neuen „Universitätspalast" - an der neuen Wiener Prachtstrasse. Kernstück des Gebäudes ist der, nach italienischen Vorbildern als campo santo angelegte Arkadenhof mit den Büsten und Denkmälern bedeutender Professoren der Wiener Universität. Im Zentrum des Arkadenhofs, der „Ruhmeshalle" der Universität befindet sich der Kastalia-Brunnen, als „Quell der Weisheit". Die berühmten Fakultätsbilder, die Klimt für den Festsaal gemalt hatte, erregten 1900 einen derartigen Sturm der Entrüstung und Skandal, dass Klimt seine Bilder zurückkaufte und nie wieder einen öffentlichen Auftrag annahm. Die Bilder verbrannten am Ende des 2. Weltkrieges in einem Schloss in Niederösterreich. Großformatige Fotos der „skandalösen" Bilder können heute in der Eingangshalle des Leopold Museums im Museumsquartier Wien (7. Bezirk, Museumsplatz 1) besichtigt werden.
Den rückwärtigen Teil des Gebäudes nimmt die Universitätsbibliothek mit ihrem prächtigen, unbedingt sehenswerten Lesesaal ein. Durch die stetig steigenden Studentenzahlen, musste ein Grossteil der Institute nach und nach außerhalb des Hauptgebäudes angesiedelt werden.

Votivkirche „Zum göttlichen Heiland"

9. Bezirk, Rooseveltplatz
Öffnungszeiten Museum:
Dienstag bis Freitag: 16.00 – 18.00 Uhr
Samstag: 10.00 – 13.00 Uhr
und nach Voranmeldung unter
Tel.: +43-1-406 11 92

Errichtet wurde die Votivkirche - gestiftet als Dank für den glücklichen Ausgang eines Attentats auf Kaiser Franz Joseph I. im Jahr 1853 - nach Plänen von Heinrich Ferstel in der Form der französischen Gotik in den Jahren 1856 - 1879. Der auf einem ehemaligen Exerzier- und Paradeplatz errichtete historistische Sakralbau, war der erste Bau der neuen Ringstrasse. Reicher plastischer Schmuck verschiedener zeitgenössischer Künstler, befindet sich an der Fassade und im Inneren. In der Taufkapelle befindet sich das um 1530 entstandene Renaissance-Hochgrab des Grafen Niklas von Salm – Verteidiger Wiens bei der ersten Türkenbelagerung 1529. Das Grabmal aus der aufgelösten Dorotheerkirche wurde 1879 hier aufgestellt. Im Museum der Votikkirche kann man den berühmten „Antwerpener Altar" aus dem Jahr 1460 bewundern. Dieses Meisterwerk der flämischen Schnitzkunst erwarb Kaiser Franz Joseph 1858 und ließ es in die Votivkirche bringen.

Urania

1. Bezirk, Uraniastraße 1
Tel.: +43-1-7126191-0
office@urania-wien.at

Eindrucksvolles freistehendes Gebäude von Max Fabiani - ein Schüler Otto Wagners - 1909/10 erbaut auf einem zwickelförmigen Grundstück am Donaukanal. Volksbildungshaus mit Theater (seit 1920 Kino), Sternwarte und elektronischer Zentraluhrenanlage. Die erste öffentliche Führung an der Sternwarte fand am 6.6.1910 - noch vor der feierlichen Eröffnung - anlässlich des Erscheinens des Halleyschen Kometen statt.

Postsparkassenamt

1. Bezirk, Georg Coch-Platz 2
Öffnungszeiten: Montag bis Freitag 08.00 –
15.00 Uhr; Donnerstag bis 17.30 Uhr.

In seinem betont sachlichen, nüchternen
aber dennoch edlen Nutzstil ist das Post-
sparkassenamt von Otto Wagner eines der
bedeutendsten Bauwerke des Wiener Ju-
gendstils. Der in der Sonne durch seine
17.000 Aluminiumnieten – die kein Schmuck
sind, sondern funktionell zur Befestigung
der Granitplatten dienen – flimmernde ku-
bische Baublock ist ein glanzvoller letzter
Höhepunkt der Ringstrassenarchitektur. Er-
baut 1904 – 1906, erweitert 1910 – 1912, do-
kumentiert der sezessionistische Bau, wie
sich Funktionalität, Ästhetik und Schönheit
in perfekter Weise ergänzen können. Der be-
rühmte Schaltersaal mit seiner kühlen Funk-
tionalität, ist ebenso wie die von Wagner
selbst entworfene Möblierung des Hauses
größtenteils original erhalten. Diese Ikone
der Wiener Architektur ist – heute internatio-
nal unbestritten – ein wesentlicher Beitrag
für die gesamte moderne Architektur des 20.
Jahrhunderts.

Wagner Werkmuseum Postsparkasse

Tel.: +43-1-53453-33088
E-Mail: museum@ottowagner.com
www.ottowagner.com
Museumsshop
Medienraum (Filmbeiträge zur Postspar-
kasse und Otto Wagner)
Öffnungszeiten:
Montag, Dienstag, Mittwoch und
Freitag: 08.00 – 15.00 Uhr
Donnerstag: 08.00 – 17.30 Uhr
Samstag: 10.00 – 17.00 Uhr
Geschlossen am 8. und 26. Dezember.

Sezession

1. Bezirk, Friedrichstrasse 12
Tel: +43-1-5875307
www.secession.at

Öffnungszeiten:
Dienstag – Sonntag: 10.00 – 18.00 Uhr
Donnerstag: 10.00 – 20.00 Uhr

Führungen jeden Samstag um 15.00 Uhr
und Sonntag um 11.00 Uhr sowie nach Ver-
einbarung. Auch fremdsprachige Führungen
möglich.

Information: office@secession.at
Tel.: +43-1-5875307-11

Eine Perle des Wiener Jugendstils ist das
von Joseph Maria Olbrich entworfene Aus-
stellungsgebäude der Wiener Künstlerver-
einigung „Secession", die sich 1897 von der
konservativen Genossenschaft „Künstler-
haus" losgesagt hatte. Das auffallendste De-
tail dieses 1898 eröffneten Kunsttempels ist
die filigrane Lorbeerblätterkuppel aus ver-
goldetem Eisen – im Volksmund „goldenes
Krauthappel" genannt – die das fast fenster-
lose kubische Gebäude krönt. An der künst-
lerischen Ausgestaltung des Hauses wirkten
die Mitglieder der Secession Othmar Schim-
kowitz, Kolo Moser und Gustav Klimt mit.
Im Untergeschoss kann heute das 34 Meter
lange Beethovenfries – die 1902 entstandene
Interpretation der neunten Symphonie Be-
ethovens – eines der berühmtesten Werke
Gustav Klimts besichtigt werden.

Restaurants

Kaffeehäuser

 ### *Café Schottenring*

1. Bezirk, Schottenring 19
Tel.: 315 33 43
Montag bis Freitag: 06.30 – 23.00 Uhr,
Samstag, Sonn- und Feiertag:
08.00 – 21.00 Uhr

 ### *Café Schwarzenberg*

1. Bezirk, Kärntner Ring 17
Tel.: 512 89 98-13
Montag bis Freitag, Sonntag:
07.00 – 24.00 Uhr,
Samstag: 09.00 – 24.00 Uhr

 ### *Café-Restaurant Mozart*

1. Bezirk, Albertinaplatz 2
Tel.: 241 00-211
täglich 08.00 – 24.00 Uhr

 ### *Café Bar Restaurant Urania*

1. Bezirk, Uraniastraße 1
Tel.: 713 30 66
Montag bis Samstag: 09.00 – 02.00 Uhr,
Sonntag: 09.00 – 24.00 Uhr

Gasthäuser und Restaurants

Restaurant Hansen

1. Bezirk, Wipplingerstraße 34 (Börse)
Tel.: 532 05 42
Montag bis Freitag: 09.00 – 21.00 Uhr

Appiano – Das Gasthaus

1. Bezirk, Schottenbastei 4
Tel.: 533 61 28
Montag bis Freitag: 11.00 – 24.00 Uhr,
Küche 11.00 – 15.00 und 18.00 – 22.00 Uhr

Cantina e l'arte

1. Bezirk, Dr.-Karl-Lueger-Ring 14
Tel.: 05 05 05-41490
Montag bis Freitag: 16.00 – 23.00 Uhr
Italienische Küche

Indochine 21

1. Bezirk, Stubenring 18
Tel.: 513 76 60
täglich 12.00 – 15.00 und 18.00 – 24.00 Uhr

Restaurant Vestibül

1. Bezirk,
Dr.-Karl-Lueger-Ring 2 (Burgtheater)
Tel.: 532 49 99
Montag bis Freitag: 11.00 – 24.00 Uhr
Samstag: 18.00 – 24.00 Uhr

Österreicher im MAK. Gasthaus.Bar

1. Bezirk, Stubenring 5
Tel.: 714 01 21
täglich 10.00 – 02.00 Uhr

Tour 4
Durch das Alte Allgemeine Krankenhaus

Tour 4

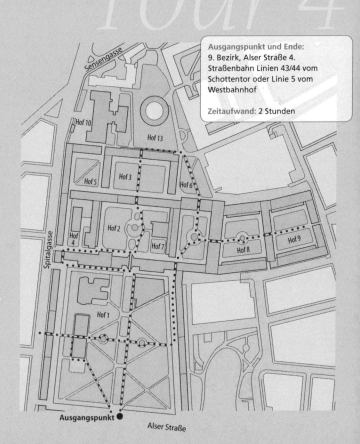

Ausgangspunkt und Ende:
9. Bezirk, Alser Straße 4.
Straßenbahn Linien 43/44 vom
Schottentor oder Linie 5 vom
Westbahnhof

Zeitaufwand: 2 Stunden

Sensengasse

Hof 10

Hof 13

Hof 5 Hof 3 Hof 6

Spitalgasse

Hof 4 Hof 2 Hof 7 Hof 8 Hof 9

Hof 1

Ausgangspunkt ●

Alser Straße

Ein Spaziergang durch das Alte Allgemeine Krankenhaus in Wien ist eine Wanderung durch über zweihundert Jahre Geschichte der Wiener Medizin. Denkmäler, Büsten und Gedenktafeln erinnern in den Höfen der ehemaligen Krankenstadt an medizinische Grosstaten, die das medizinische Weltbild in ihren Grundfesten erschütterten und tatsächlich die medizinische Welt veränderten.

Ehemaliger Haupteingang,
zum Heil und Trost der Kranken

Besucht man als Tourist erstmals das Alte Allgemeine Krankenhaus in Wien, so „gehört es sich einfach" – wie man in Wien sagen würde – , dass man das ehrwürdige Gebäude nicht durch einen der neuen Durchgänge im Südosten oder Südwesten des 1. Hofes betritt, sondern klassischerweise den kleinen **ehemaligen Haupteingang** des Spi-

Ehemaliger Haupteingang ins Allgemeine Krankenhaus.

tals – Alser Strasse 4 – benutzt. Zuerst verschaffen wir uns aber einen Überblick über die Anlage von der gegenüberliegenden Straßenseite aus. Bis auf den ebenfalls wenig prunkvollen ehemaligen Haupteingang liegt der langgestreckte Trakt des Krankenhauses eigentlich recht schlicht und schmucklos vor uns. Und dennoch, mit diesem Allgemeinen Krankenhaus in Wien hat sich der Sohn Maria Theresias, **Kaiser Joseph II.** 1784 ein Denkmal gesetzt, dass gemessen an seinem humanitären Nutzen mit den prächtigsten Kathedralen, imposantesten Tempeln und den eindruckvollsten Pyramiden dieser Erde nicht nur locker aufnehmen kann, sondern sie bei weitem übertrifft. Die Inschrift „Solutio et solatio aegrorum" – **zum Heil und Trost der Kranken** – die der Kaiser über dem Haupteingang dieser riesigen Spitalsanlage anbringen ließ, war für ihn nicht nur irgendein ein Satz, sie war die Maxime seiner philanthropischen Gesinnung. Nach dem Vorbild des Pariser Zentralspitals „Hôtel Diéu", ließ der Kaiser das seit 1693 hier bestehende „Großarmenhaus" in ein „Allgemeines Krankenhaus" umbauen. Feierlich eröffnet wurde die Krankenstadt für 2.000 Betten nach nur drei (!) Jahren Planungs- und Bauzeit am 16. August 1784. Noch eine Zahl würde Spitalsmanager heute vermutlich zu einem Freudentanz veranlassen: man benötige damals für alle Kliniken dieses riesigen Spitals nur 20 Ärzte bzw. Chirurgen und 140 Wärter und Wärterinnen. Mit seinen 2.000 regulären Betten war das Allgemeine Krankenhaus in Wien damals eines der größten Spitäler der Welt.

Im tunnelförmigen Haupteingang erfahren wir auf einer Erinnerungstafel zum 150 jährigen Bestehen des Allgemeinen Krankenhauses kurz die Geschichte des Hauses. Eine weitere Tafel erinnert daran, dass die Stadt Wien das gesamte Areal im Jahr 1988 der Universität Wien schenkte und die Universität damit erstmals einen – zwar bei ihrer Gründung 1365 bereits geplanten, aber nie tatsächlich eingerichteten – Universitätscampus erhielt.

Theodor Billroth

Theodor Billroth-Denkmal.

Betreten wir nun den weitläufigen 1. Hof stehen wir unmittelbar vor der überlebensgroßen Statue eines Giganten der operativen Medizin: **Theodor Billroth** (1829 – 1894), der durch seine kühnen, neuen Operationstechniken Weltruhm erlangte.

1867 zog Billroth in den 1. Hof des Allgemeinen Krankenhauses ein. Hier – Operationssaal, Hörsaal und Klinik befanden sich in der nordwestlichen Ecke des 1. Hofes, über dem Durchgang zum 4. Hof – hat Billroth Medizingeschichte geschrieben. Erste Oesophagusresektion 1871, erste Kehlkopfexstirpation 1873 und schließlich 1881, nach zehnjähriger Vorbereitung, die Operation, die auch heute noch seinen Namen trägt, die erste erfolgreiche Resektion eines Magenausgangskrebses. Nachdem alle technischen Details der Operation im Tierversuch geklärt waren, durchforsteten er und seine Mitarbeiter noch 61.287 Obduktionsbefunde, um zu ermitteln wie viele Patienten mit Pyloruskarzinom ohne Metastasen gestor-

ben waren. Als man hier 41,1 Prozent fand, entschloss sich Billroth den Eingriff zu wagen.

Nach fünfjähriger Wartezeit kam die erste zur Resektion geeignete Patientin, die 43jährige **Therese Heller**, an die Klinik. Am 29. Jänner 1881 führte Billroth an ihr die erste erfolgreiche Magenresektion der Welt durch. Das Operationspräparat und das Obduktionspräparat – die Patientin starb drei Monate später mit Lebermetastasen – befinden sich heute im Museum für Geschichte der Medizin im Josephinum. 1885 beschrieb er noch eine zweite Methode der Magenresektion, die heute allgemein als „B II" – Billroth II – bekannt ist. Billroth entdeckte und isolierte auch eine Bakterienart, der er den noch heute gültigen Namen Streptokokken gab. Unbewusst nahm er mit seiner Forderung „Reinlichkeit bis zur Ausschweifung" die asep-

tische, keimfreie Methode des Operierens vorweg. Erst **Louis Pasteur** (1822 – 1895) und **Robert Koch** (1843 – 1910) konnten nachweisen, dass Keime die Ursache für Infektionen sind und vor allem durch Berührung und nicht durch die Luft, wie man anfänglich annahm, in die Wunden gelangen. Auf Grund dieses Wissens lernte man jetzt allmählich, aseptisch zu operieren. Fast wehmütig klingen Billroths Äußerungen einige Jahre vor seinem Tod: „Alle Chirurgen tragen jetzt die antiseptische Uniform, das Individuelle tritt gewaltig in den Hintergrund. Mit reinen Händen und reinem Gewissen wird der Ungeübteste jetzt weit bessere Resultate erzielen als früher der berühmteste Professor der Chirurgie." Ein besonderes Anliegen war ihm auch die Ausbildung des Krankenpflegepersonals, da er erkannt hatte, dass nur eine gute postoperative Pflege den Erfolg seiner Operationen sicherstellen konnte.

II. Augenklinik

Ehe wir Billroth verlassen, drehen wir uns einmal kurz um. Im ersten Stock über dem Haupteingang befand sich einst die **II. Augenklinik**. Eine Pionierleistung nicht nur für die Augenheilkunde, sondern für die gesamte Medizin vollbrachte hier ein kleiner Sekundararzt dieser II. Augenklinik: Am 5. Juli 1884 entfernte **Karl Koller** (1857 – 1944) einen Fremdkörper aus einem Auge anders als bisher üblich. Er entfernte ihn nach Einträufeln einer 2%igen Kokainlösung erstmals schmerzfrei. Sein Bericht, den er auf der 16. Versammlung deutscher Augenärzte in Heidelberg am 15. September 1884 verlesen ließ, war eine medizinische Sensation. Von nun an war es möglich, schmerzlos am Auge zu operieren. Bald wurde das Verfahren auch von anderen Fachgebieten mit Erfolg eingesetzt. Der „Coca-Koller", wie er von Sigmund Freud, der Koller auf das Kokain aufmerksam gemacht hatte, genannt wurde, war zum Begründer der Lokalanästhesie geworden.

Johann Peter Frank, Rokitansky

Verlassen wir nun Billroth und schlendern durch die breite Allee weiter in den 1. Hof hinein. Rechterhand fällt eine Säule auf, an der eine Inschrift und zwei verrostete Bolzen an einen bronzenen Kopf erinnern, der einst hier befestigt war. Der Kopf von **Johann Peter Frank** (1745 – 1821). Die Büste wurde

Johann Peter Frank.

Johann Peter Frank Denkmal.

tansky (1804 – 1878) die Zweite Wiener Medizinische Schule ihren Ausgang. Der Staat hatte Anfang des 19. Jahrhunderts noch kaum Interesse am Volkswohl. Auch die Vertreter der Zweiten Wiener Medizinischen Schule setzten sich mit Problemen der Armut und der Sozialmedizin nur wenig auseinander. Erst im Gefolge der industriellen Revolution erinnert man sich wieder an die Gedanken des Johann Peter Frank. Er gilt heute als Begründer der prophylaktischen Medizin, der Sozialmedizin und der Hygiene.

Stöckl

Mitte der neunziger Jahre des vorigen Jahrhunderts gestohlen und ist bisher nicht mehr aufgetaucht. Frank war zeitlich zwar nicht der erste, von seiner Bedeutung her aber einer der wichtigsten Leiter dieser Anstalt. Jahrzehnte später erkannte man erst die ganze Tragweite seiner revolutionären Gedanken. Er vermehrte die Bettenzahl der Universitätsklinik und sicherte sich für den Unterricht geeignete Patienten aus dem großen „Angebot" des Allgemeinen Krankenhauses. Frank war vor allem Eklektiker, der sich wertvolle Gedanken aus allen damals herrschenden medizinischen Systemen herausholte, sie kritisch prüfte und dann auch lehrte. Großen Wert legte Frank auf die Kenntnisse der pathologischen Anatomie. Er veranlasste den Bau einer eigenen Prosektur, die Anstellung eines Prosektors und den Aufbau eines pathologisch-anatomischen Museums. Von diesem pathologischen Institut nahm eine Generation später, mit **Carl von Roki-**

Von Anfang an war das „Allgemeine" aber nicht nur Heil- und Pflegeanstalt, sondern diente auch dem medizinischen Unterricht und der Forschung. Trotz aller Bedenken und Einwände gegen dieses riesige Zentralspital war aber das ungeheuer große und vielfältige „Krankengut" und die unmittelbare Nähe der Forschenden zu den Kranken letztendlich für den großen Erfolg der Wiener Medizinischen Schulen verant-

Stöckl, ehemalige Universitätsklinik.

Tour 4

wortlich. Sitz der Medizinischen Universitätsklinik war damals das freistehende Gebäude im 1. Hof, das sogenannte **„Stöckl"**. Hier befanden sich von 1784 bis etwa Mitte des 19. Jahrhunderts im zweiten Stock die medizinische und die chirurgische Universitätsklinik. Sie bestand aus einem Hörsaal, einer Bibliothek, einem Operationszimmer und vier Krankenzimmern mit je sechs Betten.

Jetzt weichen wir vom geraden Weg ab, biegen links ab und gehen am Zierbrunnen vorbei, durch das „Stöcklgebäude" hindurch und wenden uns nach dem Durchgang links. Am Ende des Gebäudes steht die Büste des Chirurgen und Amtsvorgängers von Billroth: **Franz Schuh** (1804 – 1865). Die physikalische Diagnostik, die **Joseph Skoda** für die innere Medizin zur Perfektion gebracht hatte, verknüpfte Franz Schuh mit der bis dahin rein handwerksmäßig betriebenen Chirurgie. Durch das Betasten, Beklopfen und Abhorchen sowohl der Brust als auch des Bauches konnte Schuh zeigen, wie wertvoll die physikalische Untersuchung auch für die Chirurgie sein konnte. Er wagte 1840 – nach genauer physikalischer Untersuchung der Patientin – weltweit die erste Herzbeutelpunktion und führte am 28. Januar 1847 als einer der ersten Chirurgen am Kontinent eine Amputation im „Ätherrausch" durch.

Kehren wir zurück zur Allee im Zentrum des 1. Hofes. Der Brunnen in der Mitte des Weges erinnert an den Anschluss des Spitals an die 1. Wiener

Franz Schuh-Büste.

Brunnen im 1. Hof.

Hochquellwasserleitung im Jahr 1885. Die Zahl der Typhustoten im Spital sank daraufhin um fast unglaubliche 90 Prozent. Nach dem Gedenkstein für die im Ersten Weltkrieg gefallenen Ärzte stehen wir vor der Spitalskapelle unter der sich auch der Durchgang zum 2. Hof

befindet. Über die Glocke, die hier jedes Mal geläutet wurde, wenn ein Patient im Spital starb, regten sich schon Johann Peter Frank und später **Ignaz Semmelweis** (1818 – 1865) auf. Sie hielten das fast permanente Gebimmel für das Wohl ihrer Patienten für nicht unbedingt förderlich. Eingehender mit Semmelweis beschäftigt sich die Tour 5. Wir gehen aber jetzt nicht durch den Durchgang in den 2. Hof, sondern wenden uns nach links, wo gleich rechts eine Gedenktafel an den in Wien überaus beliebten und ebenso beleibten Chirurgen **Leopold Schönbauer** (1888 – 1963) erinnert. Schönbauer bewahrte in den letzten Kriegstagen des 2. Weltkrieges durch sein mutiges Handeln das Allgemeine Krankenhaus und seine Patienten vor Kriegsschäden.

Ehemalige chirurgische Abteilung.

Am Ende dieses Traktes, in der Ecke über dem Durchgang zum 4. Hof sollten wir ehrfurchtsvoll einen Blick nach oben werfen. Hier befanden sich, wie man an den unterschiedlichen Fenstergrößen noch gut sehen kann, der Hörsaal und der Operationssaal Theodor

Hexagon im 1. Hof.

Operationsbunker aus dem 2. Weltkrieg.

Billroths. Die kleine grüne sechseckige Holzhütte vor dem mächtigen ehemaligen Operationsbunker – heute Kühlhaus oder Küche des Bierlokals – auf der linken Seite erinnert an eine lustigen Vorgang, den man früher täglich beobachten konnte: die geistlichen Pflegerinnen im „Allgemeinen" wohnten im sogenannten Nonnenhaus auf der anderen Seite der Spitalgasse. Da sie nicht in die Öffentlichkeit gehen durften oder wollten, gab es zwischen dem Kloster und dem 1. Hof im Allgemeinen Krankenhaus einen unterirdischen Gang. Der Ausgang dieses Ganges befand sich in diesem kleinen Holzhaus. So konnte man jeden Morgen, wenn die Schwestern ihren Dienst antraten ein einzigartiges Schauspiel verfolgen. Aus der winzigen Hütte kamen hintereinander unzählige Klosterfrauen in vollem Ornat mit schön gestärkten flatternden weißen Hauben.

Eingang zur ersten Augenklinik der Welt.

Erste Augenklinik

Durch das Tor kommen wir in den 4. Hof. Gleich nach dem Ausgang zur Spitalgasse stehen wir auf der linken Seite vor dem original erhaltenen barocken Eingangstor zur **ersten Augenklinik** der Welt. Heute ist es das Eingangstor zum Institut für Islamistik. **Georg Joseph Beer** (1763 – 1821), ihr Begründer und erster Leiter, betrieb seit 1786 am Michaelerplatz in der Wiener Innenstadt eine Privatklinik und gleichzeitig eine Ambulanz, in der er Arme kostenlos behandelte und fallweise sogar auf eigene Kosten verpflegte. Seit 1793 durfte er im Mai und Juni – diese Monate hielt man damals für Operationen als besonders günstig – im Allgemeinen Krankenhaus mittellose Patienten operieren. 1812 wurde er beauftragt, im Allgemeinen Krankenhaus eine klinische Abteilung für Augenkranke einzurichten und sie auch zu leiten. Obwohl die Klinik nur aus drei Räumen bestand, zwei Krankensäle mit je neun Betten und ein Hörsaal der auch als Operationssaal genutzt wurde, war sie dennoch die medizinische Sensation für die begleitenden Leibärzte der Regenten die 1814/15 am Wiener Kongress teilnahmen. 1818 wurde Beer schließlich Ordinarius und das Fach Augenheilkunde in Wien obligat. Eine große Zahl von Schülern verbreitete sein Lebenswerk weltweit. Beers Lehrbuch der Augenheilkunde war lange Zeit die Bibel der Ophthalmologen.

2. Hof, Ferdinand von Hebra

Vor dem ehemaligen Eingang zur Augenklinik erinnert die barocke Statue des heiligen Nepomuk, der üblicherweise vor Überschwemmungen schützen soll, daran, dass unter der Spitalgasse und der Lazarettgasse auch heute noch – jetzt allerdings gezähmt – der Alserbach fließt. Lassen wir den schönen barocken Heiligen links liegen und gehen zum **2. Hof**. In der Mitte dieses Hofes imponiert eine Statue Josephs II. und rechts davon ein japanischer Steingarten, der zum 60. Jubiläum des Faches Japanologie an der Universität Wien installiert wurde. Eine schlichte Gedenktafel an der Nordseite des Hofes, schräg rechts hinter dem Steingarten erinnert an den Begründer der wissenschaftlichen Dermatologie in Österreich: **Ferdinand von Hebra** (1816 – 1880).

Ferdinand von Hebra.

Seit der Gründung des Allgemeinen Krankenhauses wurden Krätzige, Aussätzige, überhaupt alle Patienten mit Hautkrankheiten in sogenannte „Ausschlagzimmer" abgeschoben. Man überließ die Patienten mehr oder weniger den Krankenwärtern und war zufrieden, dass man sie von den übrigen Kranken abgesondert hatte. Die Veränderungen der Haut deutete man als Blüten und Knospen, eben Ausschläge

Joseph II.

Ferdinand von Hebra Gedenktafel.

Tour 4

einer im Körper lebenden Krankheit. Diese Ablagerungen an der Haut durch Behandlung zurückzudrängen, galt als höchst gefährlich. Versuchte doch der Körper seine schlechte Säftemischung von Blut, Galle und Schleim auf diese Art zu reinigen.

Der Durchbruch gelang Hebra mit dem Nachweis, dass die Krätze, damals eine der alltäglichsten Hautkrankheiten, durch Milben hervorgerufen wird. Die Krätze galt seit jeher als ansteckende Krankheit, die aus einer verdorbenen Säftemischung, aus der "psorischen Dyskrasie" entstand. Es war zwar bekannt, dass bei dieser Krankheit ein Tierchen, die Krätzmilbe, regelmäßig zu finden war, man glaubte aber, dass die Milbe in der Krätze selbst, gleichsam durch Urzeugung entstünde. Im Selbstversuch – er setzte sich lebende Milben an die Haut – konnte Hebra schließlich die parasitäre Natur der Krätze, Scabies, beweisen. Ein Dogma der Säftelehre war gefallen. Seine 1844 erschienene

Publikation „über Krätze" war eine wissenschaftliche Sensation. Hautkrankheiten waren nun nicht mehr „Ausschläge", sie waren Erkrankungen eines eigenen Organs, der Haut. Jetzt scheute man sich auch nicht mehr, Hautkrankheiten therapeutisch anzugehen. Hebra begann lokale Veränderungen der Haut mit lokalen Mitteln zu behandeln. Er führte eine Reihe wirksamer Teer-, Quecksilber-, Zink- und Schwefelpräparate in die Dermatologie ein und erfand zur Behandlung von Verbrennungen das Wasserbett.

Zentralröntgeninstitut

Durch das Tor links von der Gedenktafel betreten wir den 3. Hof, einst das Reich der diagnostischen Schattendeuter. Hier befand sich, fast das gesamte Erdgeschoss einnehmend, das weltberühmte **Zentralröntgeninstitut** des Allgemeinen Krankenhauses. Hier wurde Röntgengeschichte geschrieben. Hier liegen die Anfänge der Radiodiagnostik und -therapie. Die erste Pressemeldung

Holzknecht in seinem Röntgeninstitut im Allgemeinen Krankenhaus.

über die „sensationelle Entdeckung" erschien am 5. Januar 1896 in einer Wiener Zeitung, noch bevor **Wilhelm Conrad Röntgen** die Entdeckung der X-Strahlen offiziell bekannt gab. Die erste diagnostische Anwendung von Röntgenstrahlen durch **Gustav Kaiser** (1871 – 1954) am 14. Januar 1896 und auch der erste therapeutische Einsatz durch **Leopold Freund** (1848 – 1943) im November 1896 fand in Wien statt. Leider waren auch die ersten Ärzte, die wegen Strahlenschäden ihre Gesundheit verloren, manche sogar ihr Leben, in Wien tätige Radiologen.

Guido Holzknecht

Einer von ihnen, der als Märtyrer seines Berufes in die Geschichte der Radiologie eingegangen ist, war **Guido Holzknecht** (1872 – 1931). Noch vor sei-

Guido Holzknecht.

ner Promotion 1899 begann er an der I. Medizinischen Klinik bei **Hermann Nothnagel** (1841 – 1912) zu arbeiten und gleichzeitig die Röntgenkurse Gustav Kaisers zu besuchen. Unter Kaiser, der heute zu Unrecht fast vergessen ist, wurde das Röntgenlaboratorium der II. Medizinischen Klinik zur Geburtsstätte der medizinischen Radiologie in Österreich. Aus Kaisers Laboratorium entstand 1898 die „Röntgenzentrale des Allgemeinen Krankenhauses", die Keimzelle des später weltberühmten Zentralröntgeninstituts der Universität Wien.

Holzknecht war von den diagnostischen Möglichkeiten der neuen Strahlen derart fasziniert, dass er 1899 aus eigenen Mitteln in der Klinik Nothnagel einen Röntgenapparat installierte. In der sogenannten Pestkammer, in der ein Jahr vorher der Laboratoriumsdiener Franz Barisch an der Lungenpest verstorben war, untersuchte er auf engstem Raum und unter schwierigsten Bedingungen, Patienten um Patienten. Bereits 1901 erschien sein erstes Buch: „Die röntgenologische Diagnostik der Erkrankungen der Brusteingeweide", ein Standardwerk der radiologischen Thoraxdiagnostik.

Die schädigenden Wirkungen der ionisierenden Strahlen waren den Röntgenpionieren nicht voll bewusst. Man erkannte aber bald, dass die Schädigung der Haut mit der Menge der verabreichten Strahlen in Zusammenhang stand. Holzknecht war der erste, der ein Gerät zur Messung der abgegebenen Strahlenmenge konstruierte: das Chromoradiometer. Mit diesem einfachen Ge-

rät, das er 1902 vorstellte, konnten die Strahlenschäden an seiner Abteilung um fast 90 Prozent reduziert werden. Zugleich mit Leopold Freund und **Robert Kienböck** (1871 – 1953) wurde Holzknecht 1904 zum Dozenten für medizinische Radiologie ernannt. Die Radiologie war somit trotz Widerstand der Fakultät als eigenständige medizinische Disziplin anerkannt.

Unter Holzknecht entwickelte sich in Wien eine Röntgenschule die Weltgeltung erlangte. Aufgrund der zahlreichen wissenschaftlichen Publikationen bekam die „Röntgen-Centrale" international einen hervorragenden Ruf. Ausländische Röntgengesellschaften veranstalteten Studienreisen nach Wien, um an der Arbeitsstätte Holzknechts zu lernen. Oft äußerten sie auch ihre Verwunderung darüber, wie unter solch „primitiven Verhältnissen" derartige Forschungsergebnisse möglich sind.

In dieser Zeit traten aber bereits Strahlenschäden an Holzknechts Händen auf. Die zahlreichen Durchleuchtungen – Strahlenschutz war in jenen ersten Tagen der Radiologie noch ein unbekanntes Wort – hatten zu einer Radiodermatitis und zum Röntgenkrebs geführt. 1910 erfolgte die erste Amputation eines Fingers. Zahlreiche Operationen an Händen und Armen folgten. Holzknecht ertrug dieses Martyrium mit stoischem Gleichmut. Er ließ sich sogar speziell geformte Armprothesen anfertigen um weiter untersuchen zu können. Nach jahrzehntelangem Leiden starb Holzknecht am 31. Oktober 1931. Vierundsechzig verstümmelnde Operationen hatte er hinter sich. Eine lebens-

Ehemaliges Pathologisches Institut in der Spitalgasse.

Carl von Rokitansky.

Rokitanskys ehemalige Arbeitsstätte.

großen Bronzebüste im Arne Karlsson Park – Ecke Spitalgasse/Währinger-straße – erinnert an diesen Vorkämpfer und Märtyrer der Radiologie.

Pathologisches Institut

Wenn wir den 3. Hof geradeaus durch das nördliche Tor verlassen, stehen wir unmittelbar vor dem eindrucksvollsten Gebäude des Allgemeinen Krankenhauses: dem so genannten Narrenturm. Wir wenden den Blick aber ab und schauen zunächst einmal nach links. Hier steht das ehemalige **Pathologische Institut** in dem **Carl von Rokitansky** (1804 – 1878) Ursache und Wesen der Krankheit durch anatomische Untersuchungen zu klären versuchte. Rokitanskys Ziel war es zu zeigen, dass und wie die „Thatsachen für die Diagnose am Lebenden zu verwerthen seien". Dies erreichte er unter anderem durch seine Zusammenarbeit mit dem Internisten **Joseph Skoda** (1805 – 1881). Skoda verglich die Befunde, die er durch Beklopfen und Abhorchen an den Lebenden erhoben hatte, mit denjenigen an der Leiche. Dadurch konnte er den Zusammenhang zwischen klinischer Beobachtung und anatomischem Befund herstellen. Symptome waren nun nicht mehr Zufälle, sondern äußerlich erkennbare Zeichen eines inneren Organgeschehens. Aber nicht nur die innere Medizin, auch die Chirurgie, die Dermatologie und die Geburtshilfe profitierten von dem gigantischen Material, das Rokitansky bei seinen Obduktionen zusammentrug. Seine Arbeit führte die klinische Medizin auf eine feste, physikalische und anatomische Grundlage.

Karl Landsteiner

Unter dem „Dreigestirn" Rokitansky, Skoda und Hebra wurde Wien zum Zentrum der Weltmedizin. Fremde Ärzte und Studenten strömten damals nach Wien. Hier gab es etwas zu lernen, hier gab es Dinge zu sehen, die man anderswo vergeblich suchte. Rokitansky war eine europäische Berühmtheit, als man ihm 1862 dieses neue Institutsgebäude errichtete. An eine an-

Tour 4

Karl Landsteiner.

Künstlerisch gestalteter Gedächtnisraum (ehemalige Synagoge).

dere medizinische Grosstat in diesem Institutsgebäude in der Spitalgasse erinnert eine Gedenktafel an der Westseite des Instituts. **Karl Landsteiner** (1868 – 1943) entdeckte hier die klassischen Blutgruppen. Für diese bahnbrechende Entdeckung, durch die eine Bluttransfusion von Mensch zu Mensch überhaupt erst möglich wurde, erhielt Landsteiner 1930 den Nobelpreis. Wegen schlechter Bezahlung und den äußerst bescheidenen Mitteln für seine Forschungen hatte er damals Wien schon längst verlassen und war einer Berufung an das Rockefeller-Institut in New York gefolgt.

Als Krönung seines Lebenswerks gelang ihm 1941 noch die Entdeckung des Rhesusfaktors. Im schön renovierten Bau ist seit dem Jahr 2000 das Zentrum für Hirnforschung beheimatet.

Wir wenden uns jetzt nach rechts und besichtigen – so schwer es auch fällt – den Narrenturm – die erste Krankenanstalt für „Geisteskranke" in Wien – diesmal nicht. Das interessanteste und eigenartigste Gebäude des Allgemeinen Krankenhauses, das Kaiser Joseph II. aus seiner Privatschatulle finanzierte, hat sich ein eigenes Kapitel (Tour 15) verdient.

Schwangerentor

Vorbei an der ehemaligen Synagoge des Krankenhauses im Hof 6 – 1938 zerstört, seit 1955 Transformatorstation des Spitals, heute zu einem künstlerisch gestalteten Gedächtnisort transformiert – kommen wir durch das Peuerbach-Tor in den 7. Hof. Hier befand sich, zu unserer Linken, praktisch im gesamten öst-

Narrenturm.

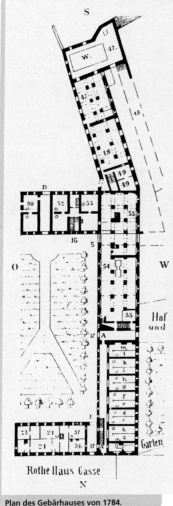

Pläne des Gebärhauses vom Jahre 1784 ¹).

Tafel I.

Parterre.

17. Eingang ins Gebärhaus
55. Aufseherin des Gebärhauses
56. Portier des Gebärhauses
57. Helferin
a—m 12 Extrazimmer für 12 täg-
lich 1 fl. zahlende Schwan-
gere und Kindbetterinnen
(entsprechend a—m im Mez-
zanin 11 Extrazimmer für
11 täglich 1 fl. zahlende
Frauen).

¹) Die Pläne sind dem Original
entsprechend verkehrt situiert.

Schwangerentor im 7. Hof.

Plan des Gebärhauses von 1784.

das so genannte **„Schwangerentor"** –
heute Holzknechttor – war der Eingang.
Hier konnten die Frauen auf Anordnung
Joseph II. „mit Larven, verschleiert und
überhaupt so unkennbar als sie immer
wollen" ins Gebärhaus kommen und
anonym entbinden. Dieser Hof erin-
nert auch an den Geburtshelfer, der in
Österreich die Geburtshilfe als eigenes
Fachgebiet begründete und als Wegbe-
reiter der „natürlichen" Geburtshilfe in
Wien gilt: **Johann Lukas Boër** (1751
– 1835).

lichen Bereich des Hofes das Gebärhaus
des Allgemeinen Krankenhauses. Das
Tor in der südöstlichen Ecke des Hofes,

Johann Lucas Boër.

zen Werkzeugen ein. „Fast hätte man meinen können, die Natur habe ihr Geschäft der Gebärung aufgegeben und solches dem Werkzeug des Geburtshelfers überlassen", bemerkte dazu Boër. In England lernte er dagegen die konservative Richtung der Geburtshilfe kennen. „In Frankreich habe ich kennen gelernt was die Kunst, in England was die Natur vermöge." Die Engländer blieben immer Boërs große Vorbilder.

Boër übernahm 1789 die Leitung der neu eingerichteten Abteilung für arme Wöchnerinnen im Allgemeinen Krankenhaus. Eine Abteilung, die Joseph II. als „Zuflucht- und Rettungsort" für ledige Mütter geschaffen hatte, in der die Frauen anonym entbinden konnten. Anonym, um der Schande und der Diskriminierung, der ledige Mütter damals ausgesetzt waren und die vielfach zu Kindsmord führten, zu entgehen.

Johann Lucas Boogers, wie Boër eigentlich wirklich hieß, kam bei seiner Arbeit als Wundarzt im Waisen- und Findelhaus mit Kaiser Joseph II, der häufig das Waisenhaus besuchte, in Kontakt. Der Kaiser fand Gefallen an dem jungen Wundarzt und schickte ihn – „von ihm wünsche ich, dass er sich der Geburtshilfe weihe und diesem Fach jenen Fleiß und jenen Obsorge zuwende, die es wegen seiner Wichtigkeit verdient. Seine Persönlichkeit eignet sich ganz zum Geburtshelfer, sein Talent und sein Fleiß werden das übrige tun" – nach Frankreich und England um sich in der Geburtshilfe auszubilden. Ausgestattet mit einer Kalesche, Reisegeld und Empfehlungsschreiben trat Boogers, der seinen Namen auf Wunsch der Kaisers – „als Konzession an die gallische Zunge" – in Boër geändert hatte, seine Reise 1785 an. In Paris wendete man damals die, seit 1723 allgemein in Verwendung stehende, Geburtszange ungemein häufig an und setzte bei jeder Gelegenheit ein ganzes Arsenal von stumpfen und spit-

Unter Boër erlangte die Wiener geburtshilfliche Schule Weltruhm. Licht, Luft und eine gute Küche für die geschwächten Schwangeren hielt er für wesentlich wichtiger als alle Medikamente aus der Apotheke. Die Verwaltung des Krankenhauses machte ihm öfters Vorwürfe, dass er den Schwangeren zu reichliche und zu gute Kost verordne. Seine Verordnungen bestanden oft nur aus „einem halben Seitel Wein, etwas Pflaumenmuß mit Bittersalz und einigen Löffeln Rhabarbertinktur". Aderlass und Purgieren als Geburtsvorbereitungskuren lehnte er entschieden ab. In der Geburt sah er einen physiologischen Vorgang, der die Hilfe des Arztes nur selten benötigt. Das Kind

von der Mutter empfangen, nicht von ihr losreißen, war seine Maxime. Zu operativen Eingriffen entschloss er sich nur im äußersten Notfall. Mit Boër begann eine neue Ära der Geburtshilfe, und Boër gilt heute als der Begründer der „sanften Geburt", die heute wie damals kontrovers diskutiert wird.

Die Gebärklinik im Allgemeinen Krankenhaus erwies sich unter Boër als ideale Ausbildungsstätte. Das Wiener Gebärhaus wurde zum Wallfahrtsort für Ärzte und Hebammen aus allen Ländern. Die Studenten hatten hier die Möglichkeit Tag und Nacht bei Geburten dabei zu sein und von routinierten Hebammen zu lernen. Boër bildete seine Studenten nicht zu Theoretikern, sondern zu praktischen Geburtshelfern aus. Seine „Abhandlungen und Versuche geburtshülflichen Inhalts", erschienen von 1791 bis 1807, waren lange Zeit das Evangelium für Geburtshelfer.

Boërs Nachfolger **Johann Klein**, als Gegner **Ignaz Semmelweis**, der ebenfalls an dieser Abteilung arbeitete und hier seine entscheidenden Beobachtungen machte, unrühmlich in die Medizingeschichte eingegangen, leitete die „geburtshülfliche Klinik" mit wenig glücklicher Hand. Die Wiener Gebärklinik verlor rasch an Bedeutung. Ausländische Ärzte kamen nur mehr selten, und auch dann nur, weil man hier das Kindbettfieber so gut studieren konnte. Boër hatte zufälligerweise eine geringe Rate an Kindbettfieber. Er hatte sich nicht an den Lehrplan gehalten und die Studenten nur am Phantom und nicht an der Leiche üben lassen. Sein Nach-

Hermann Franz Müller.

folger allerdings hielt sich streng an die allerhöchste Verordnung. Prompt stieg die Sterblichkeit an Kindbettfieber dramatisch an.

Durch das Piccolomini Tor kommen wir in den 8. Hof. Hier war einst das Dienstzimmer von Semmelweis, wo er seine bahnbrechenden Ideen über die Entstehung des Kindbettfiebers hatte und letztendlich auch bewies. Es lag im nördlichen Längstrakt des 8. Hofes im 2. Stock und war von Stiege 33 aus erreichbar. Die tragische Geschichte von Ignaz Semmelweis wird in Tour 5 ausführlich erzählt. Begeben wir uns jetzt in den 9. Hof, in dem sich das Denkmal für einen anderen Märtyrer seines Berufes befindet. Die Porträtbüste des Internisten **Hermann Franz Müller** (1866 – 1898), der als Arzt den Institutsdiener **Franz Barisch** – er hatte sich durch eigene Schlamperei mit der Pest angesteckt – behandelte und ebenfalls ein Opfer der Laborpest wurde. Die Krankenschwester **Albine Pecha** und Hermann Müller starben im Okto-

Das erste Opfer der Pest in Wien. 1888.

heute der Universitätscampus und beherbergt zahlreiche Institute der Geistes- und Kulturwissenschaftlichen Fakultät. Das universitäre Zentrum in dem sich auch alle Hörsäle befinden, ist der 2. Hof. Im 1. Hof, der auch öffentlich genutzt wird, befinden sich Büros, Geschäfte, ein Supermarkt, ein Kinderspielplatz und eine nicht nur von Studenten lebhaft genutzte Gastronomie in parkähnlicher Umgebung. Auch wir sollten unseren Rundgang hier gemütlich ausklingen lassen. Das ist allerdings nicht ungefährlich, der Zeitaufwand der Tour könnte sich dadurch beträchtlich erhöhen. Die Lokale im Campus haben bis zwei Uhr früh geöffnet!

Mariannengasse 1, Viktor Emil Frankl

ber 1898 hermetisch isoliert im Kaiser Franz Josef-Spital in Wien an der Lungenpest. Sie waren die letzten Pesttoten Wiens. Pikanterweise installierte Guido Holzknecht in dieser Kammer im Allgemeinen Krankenhaus, in der Barisch gestorben war und deren Wände Müller eigenhändig desinfiziert hatte, seinen eigenen, von seiner Mutter finanzierten Röntgenapparat. Holzknecht kannte die Geschichte dieser Kammer. Auf einer Ansichtskarte mit dem Bild Müllers schrieb er seiner Schwester: „… ein Opfer seines Berufs im Dienste der Wissenschaft". Er ahnte damals noch nicht, dass er selbst einmal als Märtyrer seines Berufes in die Medizingeschichte eingehen würde.

Vom 9. Hof spazieren wir wieder zurück in den 1. Hof wo wir unsere Wanderung durch die Jahrhunderte beenden. Das Alte Allgemeine Krankenhaus ist

Verlassen wir dann irgendwann doch – hoffentlich nur schweren Herzens – den Campus, dann sollten wir das über das Sigmund Freud-Tor unmittelbar hinter dem Stöcklgebäude tun. Nicht nur weil wir hier an **Sigmund Freud** (1856 – 1939), der in einigen Abteilungen dieses Hauses arbeitete und forschte erinnert werden, sondern auch weil wir unmittelbar nach dem Durchgang vor dem Haus **Mariannengasse 1** stehen. Am Haus auf der gegenüberliegenden Straßenseite erinnert eine Gedenktafel an den Begründer der Logotherapie und Existenzanalyse: **Viktor Emil Frankl** (1905 – 1997). Millionen Menschen haben, wenn sie den Namen Frankl hören die gleiche Assoziation: die Gedankenverbindung mit dem kleinen Wörtchen Sinn. Was für Sigmund Freud die Lust, für **Alfred Adler** (1870 – 1937) die Macht, war für Viktor Frankl der Sinn (Logos).

Wohnhaus Viktor Frankl.

Die Suche nach dem Sinn im Leben bedeutete für ihn die Hauptmotivation des Menschen. Er, der durch die Hölle von vier Konzentrationslagern ging, erlebte am eigenen Leib, dass „von denen, die nicht sofort ins Gas geführt wurden, am ehesten jene überlebten, die auf die Zukunft hin orientiert waren, auf einen Sinn hin, dessen Erfüllung in der Zukunft auf sie wartete". Der „Willen zum Sinn", wie er es nannte, als „survival value". 1955 erhielt er den Professorentitel der Universität Wien. Berühmt wurde er allerdings in Amerika. Sein Buch „Man's Search for Meaning" („...trotzdem Ja zum Leben sagen; ein Psychologe erlebt das Konzentrationslager") verkaufte sich über neun Millionen Mal und gilt in Amerika als „one of the ten most influential books". Seine 32 Bücher erschienen in 31 Sprachen und die Universität Kalifornien errichtete eigens für ihn einen Lehrstuhl. Gastprofessuren in vier amerikanischen Universitäten, 29 Ehrendoktorate, unzählige Ehrenmitgliedschaften, Ehrungen und Auszeichnungen; zeigen die weltweite Wertschätzung und Anerkennung seiner wissenschaftlichen Arbeit. Nach seiner Befreiung aus dem Konzentrationslager 1945 lebte er in diesem Haus bis zu seinem Tod. Seine Wohnung beherbergt heute das Archiv des Viktor Frankl Instituts.

Das neue AKH
und die „Neuen Kliniken"

Tour 5

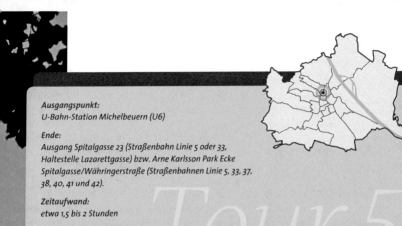

Ausgangspunkt:
U-Bahn-Station Michelbeuern (U6)

Ende:
Ausgang Spitalgasse 23 (Straßenbahn Linie 5 oder 33,
Haltestelle Lazarettgasse) bzw. Arne Karlsson Park Ecke
Spitalgasse/Währingerstraße (Straßenbahnen Linie 5, 33, 37,
38, 40, 41 und 42).

Zeitaufwand:
etwa 1,5 bis 2 Stunden

Tour 5

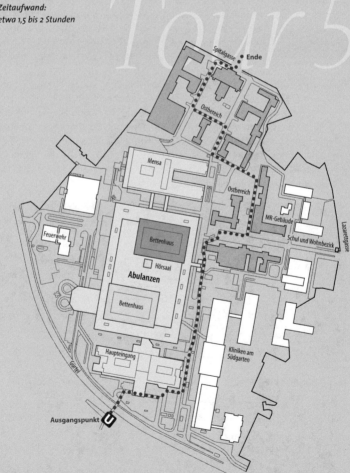

Spitalgasse • Ende

Ostbereich

Mensa

Ostbereich

MR-Gebäude

Schul und Wohnbezirk

Lazarettgasse

Feuerwehr

Bettenhaus

Hörsaal

Abulanzen

Bettenhaus

Haupteingang

Kliniken am Südgarten

Gürtel

Ausgangspunkt

Diese Tour beginnen wir am besten bei der U-Bahn-Station Michelbeuern von wo uns eine Fußgängerbrücke zu den beiden riesigen Bettentürmen des **AKH** (Allgemeines Krankenhaus), eines der größten und modernsten Spitäler Europas führt. Feierlich eröffnet wurde das **Neue AKH** am 7. Juni 1994 nach jahrzehntelanger skandalgeschüttelter Planungs- und Bauzeit. „Saluti et solatio aegrorum" („Zum Heil und Trost der Kranken"), dieser Spruch ziert sowohl den Eingang zum Alten Allgemeinen Krankenhaus in der Alserstraße 4 als auch den Eingang zum Neuen AKH.

Fast zwanzig Jahre vor der Eröffnung der beiden Bettentürme gingen die sogenannten Kliniken am Südgarten in Betrieb. Der Komplex der heute die Universitätsklinik für Kinder- und Jugendheilkunde, Neurochirurgie, Psychiatrie und Tiefenpsychologie beherbergt, wurde bereits in den Jahren 1974 und 1975 eröffnet. Vier Denkmäler erinnern hier an Ärzte dieser Fachgebiete. Ärzte, deren Arbeit bedeutende Impulse für die Medizin der ganzen Welt brachte.

Vor der Psychiatrischen Klinik erinnert ein Denkmal an einen der drei Nobelpreisträger aus dem Allgemeinen Krankenhaus in Wien: **Julius Wagner-Jauregg** (1857 – 1940), dem Bezwinger der Progressiven Paralyse. Für seine Entdeckung der Malaria-Fiebertherapie bei progressiver Paralyse (Dementia paralytica) erhielt er 1927 den Nobelpreis für Physiologie und Medizin. Die progressive Paralyse, ein Spätstadium der Syphilis, die damals unheilbar war und unter anderem zur kompletten Verblödung und nach wenigen Jahren zum Tod führte, war in der vorantibio-

Bettentürme des neuen AKH.

Julius Wagner-Jauregg.

tischen Ära ein häufiges Krankheitsbild in psychiatrischen Anstalten. Durch die Entdeckung des Penicillins in den dreißiger und vierziger Jahren des vorigen Jahrhunderts wurde die Malariatherapie überflüssig. Nach wie vor aktuell ist aber die von Wagner-Jauregg angeregte Kropfprophylaxe durch Zusatz von Jod zum Kochsalz. In seinen Studien über Kretinismus, hatte er bereits 1889 auf den Zusammenhang zwischen Jodmangel und Kropfbildung hingewiesen. Aber erst 1923 entschloss man sich diese Art der Kropfprophylaxe in Österreich einzuführen.

Eine Diskussion um die „Ehrengrabwürdigkeit" Wagner-Jaureggs am Wiener Zentralfriedhof – man warf ihm Verbindungen zur NSDAP, Verbreitung nationalsozialistischen Gedankenguts und rassenhygienische Lehren vor – führte zu einer umfangreichen Untersuchung, die das Land Oberösterreich 2004 zur Klärung der Frage, „ob der Namensgeber der Landes-Nervenklinik [Julius Wagner-Jauregg] als historisch belastet angesehen werden muss" in Auftrag gegeben hatte. Die hochkarätig besetzte Kommission, bestehend aus einem Historiker, einem Sozialwissenschafter, einer Soziologin und einem Psychiater kam zu folgendem Ergebnis: Wagner-Jauregg war zu keiner Zeit Mitglied der NSDAP; der deutschnationale Wagner-Jauregg hatte aus ungeklärten Gründen zwar wenige Monate vor seinem Tod um die Mitgliedschaft in der NSDAP angesucht, war aber „wegen ... Rasse", seine erste Frau war Jüdin, abgelehnt worden. Auch die ihm vorgeworfenen rassenhygienischen Lehren sah die Kommission als Beiträge zur Eugenik „im mainstream der damaligen internationalen wissenschaftlichen Diskussion" und fand in diesen Arbeiten keine „rassenhygienische Terminologie" im nationalsozialistischen Sinn. Insgesamt beschied die Kommission, „dass Wagner-Jauregg nicht als historisch belastete Persönlichkeit anzusehen sei".

Vor dem Eingang zur Kinderklinik steht die Büste des Kinderarztes, dem die Welt den Begriff „Allergie" verdankt: **Clemens von Pirquet** (1874 – 1929). Als Pirquet 1906 den heute auch in der Alltagssprache viel gebrauchten Begriff „Allergie" prägte, war er Assistent des international bekannten **Theodor Escherich** (1857 – 1911) an der Universitäts-Kinderklinik, die damals noch im St. Anna-Kinderspital untergebracht war. Eine weitere medizinische Großtat, die Pirquet auf der ganzen Welt bekannt machte, war die, 1907 von ihm beschriebene Tuberkulinprobe. „Sehen wir einfach mit bloßem Auge zu, was auf der Haut des „Immunen" vor sich geht, wenn man ihr den Infektions-

Clemens von Pirquet mit kleiner Patientin.

Die sogenannten „Neuen Kliniken".

keim einimpft, mit dem der Organismus schon einmal gekämpft hat." Diese genial einfache Methode, bei der einige Tropfen Tuberkulin auf die mit dem Pirquet-Bohrer geritzte Haut aufgetragen und die Rötung der Hautstelle nach 24 und 48 Stunden beurteilt wurde, erlaubte erstmals ohne Röntgen eine Frühdiagnose der Tuberkulose. Diese Entdeckung ermöglichte erst die Tuberkulosefürsorge. Die kutane Tuberkulinprobe betrachtete Pirquet selbst als das wichtigste Resultat seiner Forschungen. Bevor er 1911 die Nachfolge seines Lehrers Theodor Escherich antrat, arbeitete er zwei Jahre als Professor für Kinderheilkunde an der berühmten Johns Hopkins University in Baltimore. Durch seine guten Beziehungen zu Amerika konnte

er nach dem Ersten Weltkrieg die amerikanische Kinderhilfsaktion organisieren, bei der täglich bis zu 400.000 unterernährte Kinder in ganz Österreich ausgespeist wurden.

Den Vorraum zum Hörsaal der Psychiatrischen Universitätsklinik schmücken Porträtbüsten von zwei Psychiatern, die geradezu diametral entgegengesetzte Schulen vertraten. Die Reliefbüsten von **Theodor Meynert** (1833 – 1892) und **Hans Strotzka** (1917 – 1994).

Meynert versuchte, wie viele Psychiater seiner Zeit, das Rätsel psychiatrischer Krankheiten mit der Erforschung der Leitungsbahnen im Gehirn zu lösen. Obwohl sich dieser Weg in der Psychiatrie bald als nicht zielführend erwies, hat Meynert durch die Erforschung der

matischen Medizin, die psychische Einflüsse auf pathologisch-anatomische Veränderungen untersucht. Strotzka, von der Ausbildung her orthodoxer Psychoanalytiker, aber auch anderen psychotherapeutischen Schulen gegenüber durchaus offen, übernahm im Oktober 1971 den neu geschaffenen Lehrstuhl für Tiefenpsychologie und Psychotherapie an der Universität Wien.

Wir verlassen nun den Bereich des neuen AKH und tauchen wieder in das alte medizinische Wien ein. Entlang der beiden Bettentürme kommen wir in den Bereich der sogenannten **„Neuen Kliniken"**, die vor dem ersten Weltkrieg errichtet wurden. Bereits Ende des 19. Jahrhunderts war man sich darüber einig, dass auch mit noch so großen Umgestaltungen und Modernisierungen ein zeitgemäßer Spitalsbetrieb im Alten Allgemeinen Krankenhaus nicht gewährleistet werden konnte. Am 21. Juni 1904 fand die feierliche Grundsteinlegung für die Neuen Kliniken durch **Kaiser Franz Joseph I.** statt. Die Fertigstellung des Gesamtkonzeptes – das Projekt „Neue Kliniken" sah 20 große Pavillons für Kliniken vor – verhinderten allerdings die beiden Weltkriege.

Gleich im ersten Gebäude, das wir auf der rechten Seite sehen, war die I. Medizinische Universitätsklinik untergebracht. Hier arbeitete und forschte **Karl Friedrich Wenckebach** (1864 – 1940), der sich vor allem mit seinen Arbeiten über Herzrhythmusstörungen einen Namen machte. Sein Buch „Die unregelmäßige Herztätigkeit" wurde zum Standardwerk der Kardiologie. Die

Hirnanatomie die Psychiatrie in Österreich erst hoffähig, das heißt universitätsfähig gemacht. Seine Erkenntnisse über die Architektonik der Großhirnrinde und der Leitungsbahnen haben heute noch Gültigkeit. In die Medizingeschichte eingegangen ist auch sein Konflikt mit **Sigmund Freud** (1856 – 1939), der ebenfalls in seinem Labor arbeitete. Neben sachlichen Gründen – Meynert lehnte die Hypnose als therapeutische Methode ab – dürften aber auch persönliche Motive eine Rolle gespielt haben.

Im Gegensatz zu Meynert, der psychische Erscheinungen aus dem Verlauf von Nervenfasern und Nervenbahnen zu erklären versuchte, war Hans Strotzka ein Pionier der psychoso-

Wenckebach-Perioden, eine typische Herzrhythmusstörung, sind heute noch jedem Arzt ein Begriff.

Wir wenden uns nach links und entdecken das Denkmal eines einst weltberühmten medizinischen Pioniers der Hals-, Nasen- und Ohrenheilkunde: **Ludwig Türck** (1810 – 1868). Bei seinen wissenschaftlichen Veröffentlichungen kam Türck oft nur um einige Tage zu spät. Den Ruhm heimsten andere ein. Im Prioritätenstreit um die Erfindung des Kehlkopfspiegels, mit dem der menschliche Kehlkopf erstmals direkt beobachtet werden konnte, setzte sich Türck aber vehement zur Wehr. Der Streit zwischen ihm und dem Physiologen **Johann Nepomuk Czermak** (1828 – 1873) ist als „Türckenkrieg" in die Medizingeschichte eingegangen. Der überaus heftige Streit

der beiden Forscher war aber für die Entwicklung der neuen Wissenschaft, der Laryngologie, höchst nützlich. Die gesamte medizinische Welt verfolgte und kommentierte die Auseinandersetzung. Das neue Fach blühte in kurzer Zeit auf.

Mit der Erfindung des Kehlkopfspiegels hatte Türck die Voraussetzung für das neue Spezialfach Laryngologie geschaffen. 1870 gründete die Fakultät die Klinik für Laryngologie, die erste der Welt. Ihr erster Leiter wurde der Skoda- und Türck-Schüler **Leopold von Schrötter-Kristelli** (1837 – 1908). Schrötter entwickelte die Dilatationsbehandlung von Verengungen des Kehlkopfes und ersparte damit einer Menge Patienten die Tracheostomie, den Kehlkopfschnitt. Die Schrötterschen Zinnbolzen und die Schrötterschen Hartkautschuk-Röhren waren jedem Laryngologen bekannt. 1886 war Schrötter bereits so berühmt, dass er gemeinsam mit anderen Fachleuten zur Behandlung Friedrichs III., des deutschen Kaisers, der an Kehlkopfkrebs litt, beigezogen wurde.

Ein paar Schritte weiter fallen uns bereits die architektonisch und kunsthistorisch interessanten Gebäude der beiden ehemaligen **Frauenkliniken** auf. Am 21. Oktober 1908 wurden die beiden Kliniken eröffnet. Die Eröffnungsfeier war mit der Enthüllung des Denkmals für **Ignaz Philipp Semmelweis** (1818 – 1865) im Garten zwischen den beiden Frauenkliniken verbunden.

Als „Retter der Mütter" wurde Semmelweis weltweit bekannt. Er entdeckte den Wert der hygienischen Händedesinfektion. Eine Fügung des Schicksals ist es, dass er an jener Krankheit ver-

Ignaz Philipp Semmelweis.

Ignaz Philipp Semmelweis-Denkmal.

starb, vor der er Gebärende bewahrte. Semmelweis begann 1844 seine Ausbildung an der geburtshilflichen Abteilung im Alten Allgemeinen Krankenhaus in Wien. Zu jener Zeit gab es im „Allgemeinen" zwei voneinander getrennte Gebärkliniken. Die Hebammenklinik, an der Hebammen ausgebildet wurden und die Ärzteklinik, an der auch Medizinstudenten praktizierten. Die Abteilungen lagen damals in unmittelbarer Nachbarschaft im Bereich des 8. und

Frauenklinik, ehemalige Klinik Wertheim.

9. Hofes. Semmelweis fiel auf, dass die Sterblichkeit der Wöchnerinnen am **Kindbettfieber**, eine damals gefürchtete Komplikation bei einer Geburt an der Hebammenklinik weit geringer war als an der Ärzteklinik.

Die gängigen Hypothesen über die Entstehung des Kindbettfiebers, kosmisch-tellurische Faktoren, Miasmen oder durch Witterung bedingt, überzeugten Semmelweis nicht. Die beiden Kliniken waren ja räumlich unmittelbar nebeneinander, die Patientinnen wurden gleich behandelt, erhielten das gleiche Essen und auch die gleiche Wäsche. Zwei Dinge fielen ihm auf: an der Hebammenklinik erkrankten die Frauen nur sporadisch, während an seiner Abteilung die Frauen gleich reihenweise erkrankten und Wöchnerinnen mit verzögerter Geburt erkrankten weit häufiger als solche, die kurz nach der Einlieferung gebaren. Als Schüler von Rokitansky und Skoda versuchte er durch tägliche Sektionen die Ursache dieses rätselhaften Massensterbens pathologisch-anatomisch zu ergründen. Die Veränderungen an den Leichen waren immer dieselben: Lymphangiotis, Phlebitis, Pyaemie und Metastasen.

Und dann kam ihm ein Zufall zu Hilfe. Sein Freund, der Gerichtsmediziner **Jakob Kolletschka** (1803 – 1847) verstarb, nachdem ihn ein ungeschickter Student mit einem mit „Cadavertheilen inficirten" Messer verletzt hatte. Das Obduktionsprotokoll des verstorbenen Freundes brachte Semmelweis auf die richtige Spur: Kolletschka verstarb an Pyaemie mit Lymphangiotis, Phlebitis

„Wenn dieses Raisonnement richtig war, so mußte durch die Beseitigung der Ursache nothwendigerweise auch die Folge, d.h. die Sterblichkeit beseitigt werden. Aus diesem Grund, um die an der Hand klebenden Cadavertheile zu zerstören, wurde das Waschen der Hände mit Chlor verordnet."

Der Erfolg war verblüffend. Die Sterblichkeit, die bis dahin 18 Prozent betragen hatte, sank nach der Einführung der Chlorwaschungen in den nächsten Monaten auf 2,45 Prozent. Und jetzt war auch klar, wieso die zweite geburtshilfliche Abteilung weniger von der Krankheit heimgesucht wurde: die Hebammenschülerinnen hatten ja mit Sektionen nichts zu tun und auch die Ärzte dieser Abteilung gingen nur selten in den Seziersaal. Da diese Schlussfolgerung in geradezu klassischer Weise der Schule Rokitanskys und Skodas entsprach, ist es auch nicht verwunderlich, dass sich die bedeutendsten Repräsentanten der Zweiten Wiener Medizinischen Schule Rokitansky, Skoda und Hebra sofort für die Lehre des Ignaz Semmelweis einsetzten.

Ein Rattenschwanz von zum Teil absurden Diskussionen war die Folge. Viele seiner Kollegen und auch sein Vorgesetzter sträubten sich, die neue Lehre anzuerkennen. Den wahrscheinlichsten Grund dafür hat Semmelweis in seinem Hauptwerk „die Aethiologie, der Begriff und die Prophylaxis des Kindbettfiebers" selbst formuliert: „Consequent meiner Überzeugung muß ich hier Bekenntnis ablegen, daß nur Gott die Anzahl derjenigen kennt, welche wegen mir frühzeitig ins Grab gestiegen."

Die Aetiologie, der Begriff

und

die Prophylaxis

des

Kindbettfiebers.

Von

Ignaz Philipp Semmelweis,

Dr. der Medicin und Chirurgie, Magister der Geburtshilfe, o. ö. Professor der Geburtshilfe
und praktischen Geburtshilfe an der kön. ung. Universität in Pest

Pest, Wien und Leipzig.
C. A. Hartleben's Verlags-Expedition.
1861.

Kindbettfieber, erschienen 1861.

und Pleuritis. Im Auge fand man auch eine pyaemische Metastase. Schlagartig war es Semmelweis klar: das Kindbettfieber und die Krankheit Kolletschkas, die sogenannte Leicheninfektion, waren idente Krankheiten:

„Wenn nun – so schloß ich weiter – die Pyaemie bei Professor Kolletschka in Folge der Einimpfung von Cadavertheilen entstanden ist, so muß auch das Puerperalfieber aus nämlicher Quelle herrühren. Es war noch zu entscheiden: woher? und wie? die zersetzten Cadavertheile den Wöchnerinnen eingeimpft werden."

Auch dieses Rätsel konnte Semmelweis bald lösen. Die Finger der Studenten und Ärzte, die nach den Sezierübungen die Wöchnerinnen untersuchten, verbreiteten den Tod.

Statt mit wissenschaftlichen Argumenten versuchte Semmelweis nun seine Lehre mit leidenschaftlichen, fanatischen Angriffen gegen seine Kollegen durchzusetzen. Obwohl er sich in Wien habilitieren konnte und sein weiterer wissenschaftlicher Weg trotz allen Streites durchaus erfolgversprechend war, verließ Semmelweis 1851 Wien ganz plötzlich, um in Budapest einen unbezahlten Posten als Oberarzt einer geburtshilflichen Abteilung anzunehmen. 1855 wurde Semmelweis zum Professor für Geburtshilfe an die Budapester Universität berufen. Seine Theorie war aber noch keineswegs anerkannt und sein Kampf gegen seine Widersacher wurde immer maßloser. Nichts konnte ihn so sehr aus der Fassung bringen wie das Unverständnis seiner Kollegen. In dieser Zeit zeigten sich auch die ersten Symptome seiner Geisteskrankheit,

Friedrich Schauta.

die in der „Hebammeneid-Szene" ihren Höhepunkt erreichten. In einer Sitzung des Professorenkollegiums sollte Semmelweis dem Kollegium einen Vorschlag zur Besetzung eines Assistentenpostens unterbreiten. Stattdessen zog er aus der Tasche seines Anzugs die Eidesformel für Hebammen und las diese zur großen Überraschung aller Anwesenden von Anfang bis zu Ende vor. Nach einem Konsilium im Kollegenkreis brachte man Semmelweis am 31. Juli 1865 zuerst in das Haus seines Freundes Hebra nach Wien, von dort aber bald in die Irrenanstalt in der Lazarettgasse. Im Aufnahmestatus, der über hundert Jahre lang verschollen war, ist neben dem Verwirrtheitszustand eine gangränöse Wunde am Finger, deren Ursache ungeklärt ist, Fieber und eine Pulsfrequenz von 120 Schlägen pro Minute festgehalten. Am 13. August starb Ignaz Semmelweis, wie im Obduktionsprotokoll vermerkt, an Pyaemie. An der

Rudolf Chrobak im Hörsaal.

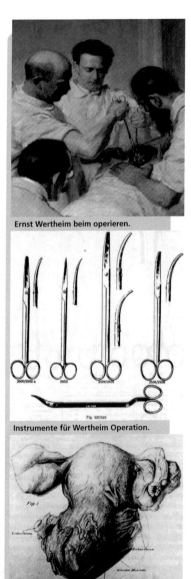

Ernst Wertheim beim operieren.

Instrumente für Wertheim Operation.

Zeichnung Operationspräparat.

gleichen Krankheit – heute würde man das Krankheitsbild Sepsis nennen – wie sein Freund Jakob Kolletschka, dessen tragischer Tod, ihn die Ursache des Kindbettfiebers erkennen ließ.

Die beiden ehemaligen Frauenkliniken zwischen denen das Denkmal steht, waren 1908 die modernsten und größten der Welt. Die Ordinarii der beiden Gynäkologischen Abteilungen, **Friedrich Schauta** (1849 – 1919) und **Rudolf Chrobak** (1843 – 1910) hatten jedes Detail der Bauten genauestens festgelegt. Jugendstilornamente, ein umlaufender grüner Keramikstreifen und unterschiedliche Fensterformen beleben die Fassaden der Gebäude. Einzigartig sind die Schmiedeeisengitter mit Jugendstilmotiven, die die Flachdächer umgeben. Die Dachflächen konnten direkt mit dem Lift erreicht werden und von Kranken und Personal als Erholungsraum genutzt werden. In den Aufbauten befanden sich das Institut für Photographie und Röntgenverfahren. Die Kliniken gelten heute als klassisches Beispiel secessionistischer Zweckarchitektur.

An den Frauenkliniken arbeiteten und forschten die beiden weltbekannten Gynäkologen Friedrich Schauta und **Ernst Wertheim** (1864 – 1920). Schauta und Wertheim führten über Jahre hinweg einen erbitterten wissenschaftlichen Wettkampf. Es ging um die Operationstechnik bei Gebärmutterhalskrebs. Beide hatten bereits vor der Jahrhundertwende zwei verschiedene Methoden der Operation beschrieben: Schauta eine vaginale, bei der die Gebärmutter und das krebsverdächtige Gewebe von der Scheide aus entfernt

wurden, und Wertheim die abdominale Radikaloperation, bei der man nach Eröffnung der Bauchdecke die Gebärmutter, Lymphknoten und das parametrane Bindegewebe entfernte. Beide Methoden bargen aber gewaltige Risken. Bei der Wertheimschen Radikaloperation starben, bedingt durch die Größe und die Dauer des Eingriffes, bis zu 74 Prozent der Patientinnen. Bei der vaginalen Operation starben zwar bedeutend weniger – „nur" etwa 32 Prozent – unmittelbar nach der Operation, aber durch den schwierigen Zugang war die Operation selten radikal und nur wenige Frauen konnten von ihrem Krebsleiden geheilt werden. Zwar gelang es beiden Gynäkologen in der Folge, ihre Ergebnisse zu verbessern, den entscheidenden Fortschritt brachte aber erst die Einführung der Radiumbestrahlung im Jahre 1913.

Bevor wir das Gelände verlassen, werfen wir noch einen Blick auf das Verwaltungsgebäude mit der angebauten **Kapelle**. Beeindruckend an dieser so genannten **Materialkanzlei** ist die von mächtigen Steinpfeilern gestützte Säulenhalle mit Kreuzrippengewölben und

ein glasüberdachter Innenhof im ersten Obergeschoss. Durch die Eingangshalle gelangt man auch in die direkt angebaute Kirche.

Wir verlassen nun das Areal „Neue Kliniken" über das Tor Spitalgasse 23. Blicken wir hier nach rechts sehen wir an der gegenüberliegenden Straßenecke – Ecke Spitalgasse Sensengasse – das architektonisch etwas verunstaltete Gebäude der Wiener Gerichtsmedizin. Hier wirkte ab 1875 **Eduard von Hofmann** (1837–1897). Unter ihm wurde die Wiener Gerichtsmedizin zu einem der besten und berühmtesten gerichtsmedizinischen Institute der Welt. Die von ihm begonnene Sammlung von interessanten Objekten befindet sich heute noch immer im wunderschönen ehemaligen Hörsaal des k. u. k. Garnisonsspitals. Sie ist eines der reichhaltigsten und interessantesten Sammlungen für Gerichtsmedizin der Welt. Mit ihren über 2.000 Exponaten ist sie ein einzigartiges „lebendiges" Lehrbuch der Gerichtsmedizin.

Rechts schräg dahinter, fast im rechten Winkel zum Gebäude der Gerichtsmedizin, sehen wir das ehemalige patholo-

gisch-anatomische Institut, in dem der wohl beste deskriptive Pathologe aller Zeiten, **Carl von Rokitansky** (1804 – 1878) wirkte und **Karl Landsteiner** (1868 – 1943) im Jahr 1900 die menschlichen Blutgruppen ABO entdeckte.

Spaziert man jetzt links die Spitalgasse hinunter, fällt in der Ferne der charakteristische Turm, der von Friedensreich Hundertwasser gestalteten Müllverbrennungsanlage Spittelau auf. Das Fernwärmewerk wurde 1971 an diesem Standort errichtet um das etwa 2 Kilometer entfernte neue Allgemeine Krankenhaus mit Wärme zu versorgen. Der berühmte Maler Hundertwasser konnte 1989 überredet werden, die nach einem Brand beschädigte Fassade künstlerisch zu gestalten. So wurde aus dem nüchternen Zweckbau ein spektakuläres Kunstwerk, das mittlerweile eine weithin bekannte Touristenattraktion ist.

Nach einem Spaziergang von etwa zweihundert Metern kommt man auf der rechten Straßenseite, Ecke Währingerstraße zum Arne Karlsson Park. Hier steht die lebensgroße Büste des Radiologen, der als Märtyrer seines Berufs in die Geschichte der Medizin eingegangen ist: **Guido Holzknecht**. Bereits ein Jahr nach seinem Tod, am 6. November 1932 wurde die Bronzebüste von Josef Heu hier enthüllt. Unter der Büste steht die Inschrift: Guido Holzknecht 1872 – 1931, Professor der Röntgenologie, Vorkämpfer und Märtyrer der Wissenschaft.

Café Wien Clinicum

9. Bezirk, Währinger Gürtel 18-20
(Allgemeines Krankenhaus)
Tel.: 408 99 52
Montag bis Freitag: 07.00 – 20.00 Uhr,
Samstag, Sonn- und Feiertag:
11.00 – 18.00 Uhr

Tour 6

Die weiße Stadt und
der Lemoniberg

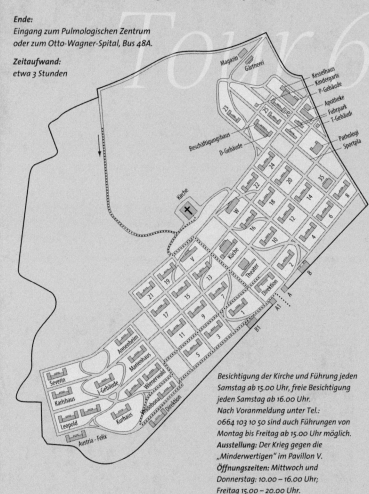

Ausgangspunkt:
*Feuerwache Steinhof. U-Bahn-Linie U3, Station Ottakring,
dann Linie 46B oder 146B bis Feuerwache Steinhof.
Die Steinhofgründe sind ab 06.30 Uhr bis zum Einbruch
der Dunkelheit geöffnet.
Variante: Mit dem Autobus 48A vom Dr. Karl Renner Ring direkt zum Haupteingang
des Sozialmedizinischen Zentrums Baumgartner Höhe / Otto-Wagner-Spital.*

Ende:
*Eingang zum Pulmologischen Zentrum
oder zum Otto-Wagner-Spital, Bus 48A.*

Zeitaufwand:
etwa 3 Stunden

Magazin
Gärtnerei
Kesselhaus
Kindergart
P-Gebäude
Apotheke
Fuhrpark
T-Gebäud
Pathologi
Sportpla
Beschäftigungshaus
D-Gebäude
Kirche
W
Kirche
Theater
V
Direktion
A
A1
B1
B
Annenheim
Martenhaus
L-Gebäude
Wienerwald
Severin
Vindobona
Direktion
Karlshaus
Kurhaus
Leopold
Austria - Felix

*Besichtigung der Kirche und Führung jeden
Samstag ab 15.00 Uhr, freie Besichtigung
jeden Samstag ab 16.00 Uhr.
Nach Voranmeldung unter Tel.:
0664 103 10 50 sind auch Führungen von
Montag bis Freitag ab 15.00 Uhr möglich.*
Ausstellung: *Der Krieg gegen die
„Minderwertigen" im Pavillon V.*
Öffnungszeiten: *Mittwoch und
Donnerstag: 10.00 – 16.00 Uhr;
Freitag 15.00 – 20.00 Uhr.*

Tour 6

Kirche am Steinhof.

Diese Tour führt uns nicht nur durch die einst größte und modernste psychiatrische Einrichtung Europas, sondern auch durch ein naturbelassenes Naherholungsgebiet Wiens. Wir beginnen die kleine Wanderung bei der Feuerwache **Steinhof** und folgen zunächst dem Wegweiser des so genannten „Rundumadum"-Weges, eines Wanderweges, der in mehreren Etappen durch den Wiener Grüngürtel rund um die Stadt führt. Die **Steinhofgründe**, die

Steinhofgründe.

wir jetzt durch das Tor neben der Feuerwache betreten, gehörten einst zum Areal des Psychiatrischen Krankenhaus Steinhof, heute **Otto Wagner-Spital** und wurden landwirtschaftlich genutzt. In „gesunder und heilsamer" Lage – der damaligen Psychiatrie-Ideologie entsprechend, weit weg von der Stadt – entstand hier am Beginn des 20. Jahrhunderts eine fast autarke kleine Stadt. Der Steinhof, die „weiße Stadt" bestand aus 60 **Pavillons**, Verwaltungsgebäuden, einem landwirtschaftlichen Betrieb, einem **Theater** und dem Symbol dieser Anstalt, der das ganze Areal überragenden **Kirche am Steinhof** mit ihrer weithin sichtbaren goldenen Kuppel. Nach einem Brunnen mit Holztrog, der auf dem breiten Wanderweg bald rechts auftaucht, heißt es aufpassen. Wir gehen den Weg weiter, müssen aber versuchen die goldene Kuppel der Kirche im Wald links vor uns zu erspähen. Das kann je nach Jahreszeit durch

die Laubbäume schwierig sein. Haben wir sie entdeckt, ist die goldene Kuppel – ihr verdankt der Steinhof seinen Kosenamen **Lemoniberg** – ab nun unser Visierpunkt. Wir folgen dem nächsten Weg, der nach links – also südlich – führt um irgendwie von oben in die riesige Anstalt zu gelangen. Jetzt sind ein bisschen pfadfinderische Fähigkeiten gefordert. Wenn man sich aber immer in südlicher Richtung bewegt, also in etwa im rechten Winkel zum großen Wanderweg, kann man die Kirche kaum verfehlen. Ein Drahtzaun zeigt uns, dass wir auf dem richtigen Weg sind. Durch ein Tor oder durch ein Loch im Zaun und wir stehen plötzlich hinter oder neben der Kirche „Zum heiligen Leopold", der Steinhofkirche, dem weltberühmten „Juwel des Jugendstils".

Die Niederösterreichische Landes- Heil- und Pflegeanstalt „Am Steinhof", später dann Psychiatrisches Krankenhaus

Mahnmal vor dem Jugendstiltheater.

der Stadt Wien-Baumgartner Höhe, heute Otto Wagner-Spital war zum Zeitpunkt ihrer Eröffnung 1907 die größte und modernste Irrenanstalt Europas. Fachleute aus der ganzen Welt kamen nach Wien, um diese Anstalt zu besichtigen und zu studieren. 1902 beschloss der Niederösterreichische Landtag die Landesirrenanstalt am Brünnlfeld, heute etwa der Bereich Neue Kliniken im AKH im 9. Gemeindebezirk zu verkaufen und eine neue Anlage im Pavillonsystem am Südhang des Gallitzinberges zu errichten. Die so genannten „Spiegelgründe" und „Steinhofgründe" zwischen dem 13. und 16. Bezirk wurden für die neue Anlage ausgewählt. Mit dem Bebauungsplan beauftragte man **Otto Wagner** (1841 – 1918), den damals führenden Architekten Wiens. Wagner übernahm zwar weitgehend einen bereits vorhandenen Plan des Landesbauamtes, brachte aber eine weit strengere Symmetrie in die ausgedehnte Anlage.

Heute ist die strenge Axialität, durch den inzwischen gewachsenen Baumbestand, nur mehr aus der Luft zu erkennen. Zu beiden Seiten der Hauptachse mit **Direktion**, Theatersaal, und Kirche waren 34 Pavillons und etwas abseits im Nordosten Wirtschaftsgebäude, Schweineställe, Gärtnereien und sogar eine eigene Müllverbrennungsanlage geplant. Die Anlage hinter der fast fünf Kilometer langen Umfassungsmauer sollte eine autarke, sich selbst versorgende kleine Stadt werden.

Am 27. September 1904 wurde mit dem Bau begonnen, und bereits am 8. Oktober 1907 fand in der Kirche die feierliche Schlusssteinlegung durch den Thronfolger **Erzherzog Franz Ferdinand** statt. In nur drei Jahren konnte damals diese riesige Anstalt, ohne Kräne und ohne Lastkraftwagen fertig gestellt werden. Die Anstalt war für 2500 bis 2700 Patienten geplant. Um die „Vermehrung der Irrenanstalt

Pavillon der psychiatrischen Anstalt.

aus sich selbst" zu verhindern, wurde der „Steinhof" entlang der Mittelachse in Frauen und Männerabteilung geteilt. Den höchsten Punkt im Gelände, gleichsam eine Krönung der gesamten Anlage besetzt die Steinhofkirche Wagners. Die Anstaltskirche gilt als das sakrale Hauptwerk des österreichischen Jugendstils. Wagner schuf hier eine bahnbrechende Neuschöpfung im Kirchenbau, die natürlich auch heftigst angegriffen wurde. Der Kuppelbau ist mit äußerster Zweckmäßigkeit geplant und bis ins kleinste Detail in reinstem Jugendstil ausgeführt. Wegen der weithin leuchtenden mächtigen „Goldenen Kuppel" wurde die Anstalt bei den Wienern der „Lemoniberg" genannt. Die Begriffe „Steinhof", „Lemoniberg" und „Gugelhupf", nach der Zylinderform des Narrenturm im Alten Allgemeinen Krankenhaus, wurden und werden in Wien als Synonym für Psychiatrische Anstalten verwendet.

Direktionsgebäude.

Die Fassade der Kirche ist mit weißen Marmorplatten aus Carrara verkleidet, die mit sichtbaren Kupfernägeln an den Ziegelmauern befestigt sind. Die grandiose Wirkung des Innenraums entsteht auch durch die Glasmosaikfenster von **Koloman Moser** (1868 – 1918). Tabernakel, Altäre, Weihwasserspender, Beleuchtungskörper, Beichtstühle und sogar das liturgische Gerät und die Messgewänder wurden nach Entwürfen Otto Wagners hergestellt. Aber nicht nur in künstlerischer Hinsicht, sondern auch in Hinblick auf die spezielle Verwendung der Kirche für Geisteskranke, wurde jedes kleinste Detail durchgeplant. Die drei Portale ermöglichten den getrennten Zugang für weibliche und männliche Patienten und das Pflegepersonal. Durch die kurzen Bankreihen war ein schnelles Eingreifen in Notfällen durch die Pfleger möglich. Die Kirchenstühle sind ohne scharfe Ecken verarbeitet und wegen der besseren Reinigung am Boden mit Kupferbeschlägen versehen. Die Konstruktion der Weihwasserbecken, sie sind als Wassertropfer ausgeführt, sollte Infektionen und „Wasserpritscheln" verhindern. Arztzimmer, Erste Hilfe-Raum und

Toiletten waren ebenfalls vorhanden. Von der Empore, die nur von außen erreichbar ist, konnten Angehörige und Anstaltspersonal dem Gottesdienst beiwohnen. Heute kommen Kunsthistoriker und Kunstliebhaber aus der ganzen Welt in das Psychiatrische Krankenhaus, das zwar offiziell „Otto Wagner-Spital" heißt, aber in Wien noch immer „Steinhof" genannt wird, um das größte sakrale Gesamtkunstwerk des Jugendstils zu bewundern und zu studieren.

Wir spazieren nun abwärts durch die Anlage, vorbei an Pavillons, denen man von außen nicht ansieht, dass sie ausbruchsicher waren – die Gitter verlaufen geschickt maskiert, sie deckten sich mit den Fenstersprossen – und kommen bald links zum restaurierten und heute wieder bespielten Jugendstiltheater. An ein finsteres, bedrückendes Kapitel in der Geschichte der Heil- und Pflegeanstalt „Am Steinhof" – eigentlich aber der gesamten Medizin – erinnert die permanente Ausstellung „Der Krieg gegen die Minderwertigen" in der Gedenkstätte im Pavillon V. Nach dem Anschluss 1938 entwickelte sich der „Steinhof" zum Zentrum der NS-Tötungsmedizin in der „Ostmark". Mehr

als 7500 Pfleglingen der Anstalt kostete die sogenannte „Rassenhygiene", die nicht nur „Fremde" – Juden, Slawen, Roma und Sinti – sondern auch Träger „minderwertigen" Erbgutes des „eigenen" Volkes – Behinderte, Geisteskranke, soziale Randgruppen, oder einfach Unangepasste – betraf, das Leben. Ein eindrucksvolles Mahnmal – ein Beet mit Hunderten Rosen und Lichtstäben – vor dem Jugendstiltheater erinnert ebenfalls an diese Verbrechen.

Beim Jugendstiltheater wenden wir uns nach rechts und schlendern vorbei an wunderschön restaurierten Pavillons – in einem dieser Jugendstilpavillons starb 1979 einer der berühmtesten Patienten Sigmund Freuds, der russische Adelige **Sergius Pankejeff**, der als „Wolfsmann" in die Geschichte der Psychoanalyse eingegangen ist – zum ehemaligen Sanatorium für reiche „Gäste". Hier etwas abseits von der eigentlichen Heil- und Pflegeanstalt lag das luxuriöse Sanatorium für zahlende Kranke. Dass man im Sanatoriumsbereich angelangt ist, bemerkt man sofort. Die Häuser heißen nicht mehr Pavillon sondern **Villa**, und auch die Fenster sind nicht ver-

gittert. Wintergärten mit Palmen, Kegelbahnen, ein Schwimmbecken, eine Schlittschuhbahn und ein Tennisplatz standen den vornehmen und vor allem reichen psychisch kranken Patienten im damals schönsten und elegantesten Sanatorium Europas zur Verfügung. „Mit Rücksicht auf die größere Empfindlichkeit der wohlhabenden Schichten gegen Wind und Wetter sind einige Pavillons durch gedeckte Gänge verbunden", vermerkt das Bauprogramm von 1903. Einer der prominentesten Patienten dieses Sanatoriums war der berühmte Tänzer **Waclaw Nijinskij**. Nach dem ersten Weltkrieg blieben die zahlungskräftigen Patienten aber aus. Der Anatom und Gesundheitsstadtrat **Julius Tandler** (1869 – 1936) wandelte 1923 die eleganten Pavillons in eine Lungenheilstätte für Tuberkulosekranke um. Nach dem 2. Weltkrieg war die Anstalt mit fast 1000 Betten die größte Lungenheilstätte Mitteleuropas. Seit 1977 befindet sich in diesem Teil der Anstalt das „Pulmologische Zentrum".

Wir schlendern zurück zum Ausgang des Otto Wagner-Spitals. Der Bus 48A bringt uns von hier zur U-Bahn (U3-Station Ottakring) oder zurück in die Stadt zum Dr. Karl Renner-Ring neben dem Parlament, wo der Bus seine Endstation hat.

Großes Schutzhaus Rosental

14. Bezirk, Heschweg 320
Tel.: 911 47 51
Montag bis Mittwoch und
Freitag bis Sonntag: 10.00 – 23.00 Uhr

Tour 6

Wien für Mediziner

Restaurants

Billroth-Haus, Gesellschaft der Ärzte
Frankgasse 8 im 9. Bezirk
Tour 7

Ausgangspunkt:
Fußweg vom Schottentor etwa 10 Minuten oder Straßenbahn 43 oder 44 vom Schottentor bis Landesgerichtsstrasse.

Zeitaufwand:
etwa 1 Stunde

Wien für Mediziner

Tour 7

Sitzungssaal mit Billroth-Büste.

Billroth-Haus.

Unbedingt sehenswert ist bei einer Tour durch das alte medizinische Wien das architektonisch und kunsthistorisch interessante **Billroth-Haus** in der Frankgasse. Es ist die Heimstätte der Gesellschaft der Ärzte, die ein Zentrum der Wiener Medizinischen Schule war und noch immer ist. Seit 1893 besitzt die Gesellschaft dieses Haus in der Frankgasse 8 im 9. Wiener Gemeindebezirk. Ein Kuriosum dieses Hauses ist der von **Theodor Billroth** (1829 – 1894) selbst entworfene große **Sitzungssaal**. Damit die Ärzte den Saal zu Konsultationen möglichst rasch verlassen konnten, wurden für jede Sitzreihe zwei Seitentüren, insgesamt 21 Türen, eingebaut. Der Saal mit 300 Sitzplätzen und einer Galerie ist mit Porträtbüsten großer Ärzte und Präsidenten der Gesellschaft

Sitzungssaal – Präsidium.

geschmückt. 1919 wird das Haus nach einem Vorschlag des Chirurgen Anton Eiselsberg „Billroth-Haus" benannt.

Die Gesellschaft der Ärzte ist untrennbar mit der Zweiten Wiener Medizinischen Schule verbunden. Der Verein der 1837 unter schwierigen politischen Verhältnissen gegründet wurde, die Behörden mussten von der Notwendigkeit und Ungefährlichkeit dieser Gesellschaft überzeugt werden, war oft die Plattform für bahnbrechende medizinische Leistungen, Neuerungen und Erfindungen. So berichtete Joseph Skoda bereits bei seinem ersten Vortrag vor der Gesellschaft am 30. November 1839 über die physikalischen Grundlagen der Auskultation und Perkussion und betonte die diagnostische Bedeu-

Aufgang.

Silentium.

tung für die klinische Untersuchung. Im Dezember 1847 erfolgte durch Ferdinand Hebra, der als der Begründer der modernen Dermatologie gilt, der erste Hinweis über die Entdeckung der Ursache des Kindbettfiebers durch seinen Freund Ignaz Semmelweis. Der zurückhaltende und publikumsscheue Semmelweis konnte erst drei Jahre später, am 15. Mai 1850, zu einem Vortrag über das Kindbettfieber in der Gesellschaft der Ärzte überredet werden.

Unter der Präsidentschaft des Pathologen **Carl von Rokitansky** – von 1850 bis zu seinem Tod 1878 – gelangte die Gesellschaft auch politisch zu hohem Ansehen. Hygienische Fragen standen jetzt mehr im Vordergrund, und die Gesellschaft wurde bei sanitären Maßnahmen stets von der Regierung um Gutachten gebeten. Sie wurde das hygienische Gewissen Wiens. Ein Bravourstück war der Einsatz der Gesellschaft

der Ärzte in der Frage der Wasserversorgung Wiens. Die Gemeinde Wien plante 1862, für die Trinkwasserversorgung der Stadt gefiltertes Donauwasser zu verwenden. Ein Komitee der Gesellschaft vertrat aber den Standpunkt, dass Quellwasser der Vorzug zu geben wäre. Die Denkschrift mit dem Titel „Die Wasserversorgung Wiens vom ärztlichen Standpunkt gewürdigt", beginnt mit folgendem Satz: „Es ist eine durch die Ziffern der Erkrankung und der Sterblichkeit unwiderleglich festgestellte Tatsache, die als ernste Mahnung zur werktätigen, schon allzulange versäumten Abhilfe nicht oft genug in Erinnerung gebracht werden kann, daß Wien das traurige Vorrecht besitzt, die ungesundeste Großstadt des europäischen Kontinents zu sein."

Der Bericht, der unter dem Eindruck der Choleraepidemien 1849 und 1854 in

Sekreteriat.

Lesesaal.

London geschrieben wurde, hatte letztendlich Erfolg. Das Wasser für die erste, 1873 errichtete Wiener Wasserleitung wurde aus den Quellen des Rax- und Schneeberggebiets genommen. Wie sinnvoll diese Maßnahme war, zeigt sich am Beispiel der Typhuserkrankungen. Gab es 1871 noch 1149 Typhustote in Wien, so sank die Zahl einige Jahre später auf 185. Neben der Spezialisierung der einzelnen Fächer war es vor allem die Entwicklung neuer Instrumente, die der Wiener Medizin Weltgeltung verschaffte. Fast alle diese neu entwickelten Instrumente, wie der Kehlkopfspiegel, das Zystoskop zur Spiegelung der Harnblase, das Ösophagoskop und das Gastroskop wurden erstmals in der Gesellschaft der Ärzte vorgestellt. Seinen ersten Vortrag vor der Gesellschaft hielt Billroth bereits ein Jahr nach seiner Berufung auf den Chirurgischen Lehrstuhl der Universität Wien. Bis zu seinem Tod

1894 beherrschte er hier die Szene. Billroth führte in Wien zahlreiche chirurgische Erstoperationen durch. Weltweit berühmt wurde er durch die erste erfolgreiche Resektion eines Magenausgangskrebses am 29. Jänner 1881. Vier Wochen später berichtete er bereits in einer Sitzung der Gesellschaft unter dem Titel: Verengung des Verdauungstraktes durch Carcinom. Billroth konnte damals berichten: „Gegenwärtig befindet sich die Frau sehr wohl; sie ist bereits in ihre häuslichen Verhältnisse zurückgekehrt". Einige Monate später verstarb die Patientin aber am Rezidiv. Billroth selbst hatte in seinem Vortrag bereits darauf hingewiesen, dass er in den scheinbar nur entzündlich infiltrierten Teilen des Magens kleine Karzinomknötchen habe fühlen können. Das Resektionspräparat der ersten Pylorusresektion nach Billroth und das Obduktionspräparat befinden sich heute im

Museum für Geschichte der Medizin im Josephinum.

1884 berichtete **Karl Koller** über seine Entdeckung der Lokalanästhesie am Auge durch Kokain. Die Idee der Kokainlösung war ursprünglich von Sigmund Freud ausgegangen. Bei der Sitzung am 17. Oktober 1884 wurde auch darauf hingewiesen, dass die Versuche mit Kokain auf Anregung Freuds durchgeführt wurden. Zu einem Prioritätenstreit kam es nicht. Freud selbst erregte 1886 mit seinem Vortrag „Über männliche Hysterie" einiges Aufsehen und stieß auf allgemeine Ablehnung.

Als gewählter Präsident der Gesellschaft setzte sich Billroth ab 1888 vehement für den Bau eines eigenen Hauses ein. Die Raumnot war in den letzten Jahren immer drückender geworden. Die Sitzungen in der alten Universität mussten bei offener Tür abgehalten werden und viele Ärzte verfolgten die Vorträge stehend auf dem Flur. Mit großem persönlichem Engagement – Billroth spendete aus eigener Tasche die beträchtliche Summe von 5000 Gulden – gelang schließlich der Bau des Hauses in der Frankgasse, das er am 27. Oktober 1893 selbst eröffnete.

Es würde den Rahmen sprengen, alle wichtigen Vorträge, die vor diesem Forum gehalten wurden, auch nur zu erwähnen. Selbstverständlich haben auch die drei Wiener Nobelpreisträger **Robert Barany, Julius Wagner-Jauregg** und **Karl Landsteiner** vor der Gesellschaft der Ärzte über ihre Arbeiten gesprochen. Das Kernstück des Billroth-

Archiv.

Hauses und der eigentliche Schatz der Gesellschaft der Ärzte ist aber die Bibliothek. Mit rund 25000 Monographien und 2000 historisch wertvollen Zeitschriften ist sie heute eine weltweit anerkannte Einrichtung. Nur wenige Bibliotheken besitzen so vollständige Zeitschriftenreihen, die hundert und mehr Jahre zurückgehen. Das umfangreiche **Archiv** – es enthält zum Beispiel die gesamte dienstliche und private Korrespondenz Billroths – musste aus Platzgründen in das Institut für Geschichte der Medizin im Josephinum ausgelagert werden. Für Freunde alter Bibliotheken ist der **Lesesaal** ein Leckerbissen der gefährlichen Art: ein Raum, in dem man die Zeit vergisst und Stunde um Stunde verschmökert.

Lesesaal.

Gesellschaft der Ärzte in Wien

Information

9. Bezirk,
Frankgasse 8

Telefon: +43 1 4054777
Fax: +43 1 4023090
Mail: info@billrothhaus.at
Homepage: www4.billrothhaus.at

Öffnungszeiten:
Bibliothek:
Montag bis Freitag: 14.00 – 18.00 Uhr,
Samstag nach Voranmeldung
Sekretariat/Literaturservice:
Montag bis Freitag: 09.00 – 18.00 Uhr

Caféteria Maximilian

Restaurants

9. Bezirk, Universitätsstraße 2
Tel.: 405 71 49
Montag bis Freitag: 08.00 – 24.00 Uhr,
Samstag: 09.00 – 24.00 Uhr,
Sonntag: 11.00 – 23.00 Uhr

Tour 8

Der Wiener Zentralfriedhof
Simmeringer Hauptstraße 234 im 11. Bezirk
ganzjährig geöffnet

Ausgangspunkt:
Zentralfriehof Haupttor (Tor 2);
Linie 71 vom Schwarzenbergplatz

Ende:
Haupttor

Zeitaufwand:
etwa 3 Stunden

Tour 8

11. Tor

12. Tor

10. Tor

Israelitischer Friedhof

9. Tor

1. Tor

Gärtnerei

2. Tor

Gruppen über 100

Evangelischer Friedhof

4. Tor

3. Tor

Simmeringer Hauptstraße

5. Tor

Neuer Israelitischer Friedhof

1 Ehrengräber
2 Bundespräsidentengruft
3 Opfer des 12. Feber 1934
4 Ehrengräber
5 Opfergräber 1938 – 1945
6 Ehrenhalber gewidmete Gräber

7 Mahnmal für die Opfer 1938 – 1945
8 Sowjetische Kriegsgräber
9 Kriegsgräber 1914 –1918
10 Alliierte Krieger 1939 – 1945
11 Kriegsgräber 1939 – 1945
12 Alte Anatomiegräber

Haupteingang Zentralfriedhof.

Der Zentralfriedhof gehört heute wegen seiner Ehrengräber zu einem fixen Programmpunkt vieler Wienbesucher. Die gewaltige Totenstadt ist natürlich nicht nur wegen der zahlreichen Ehrengräber medizinischer Prominenz von medizinhistorischem Interesse. Trotz, manchmal leider auch wegen der Kunst der Medizin, führt alles Leben letztendlich doch zum Tode. Diese Binsenweisheit beinhaltet jedoch ein zentrales Problem jeder menschlichen Gemeinschaft und im Besonderen jeder Großstadt: die hygienische Beseitigung der Leichen, ohne die Lebenden zu gefährden. Das Bestatten der Toten wurde natürlich zu keiner Zeit und von keiner Kultur nur vom hygienischen Standpunkt aus betrachtet. Schon gar nicht in Wien, wo den Bewohnern seit jeher eine intime Beziehung zum Tod nachgesagt wird. „A schöne Leich'" lässt sich der Wiener was kosten und so mancher wird „um vieles aufwendiger bestattet, als er gelebt hat".

Obwohl bereits 1732 in Wien wegen der Luftverpestung und der Gefahr der Grundwasserverseuchung die Beerdigung auf den Friedhöfen innerhalb der Stadt verboten wurde und unter Kaiser Joseph II., 1784 alle Grüfte, Kirchhöfe oder sogenannte Gottesäcker in der Stadt geschlossen und die sogenannten „communalen" Friedhöfe weit außerhalb des damaligen Siedlungsgebietes gegründet wurden, war es Mitte des 19. Jahrhunderts absehbar, dass die bestehenden Friedhöfe die Toten der Hauptstadt bald nicht mehr aufnehmen konnten. 1863 beschloss der Wiener Gemeinderat daher das Grabstättenmonopol der Kirche aufzuheben und einen neuen großen interkonfessionellen Zentralfriedhof auf Gemeindekosten zu errichten. Ein großes, ebenes Grundstück mit sandigem Boden, in einer der herrschenden Windrichtung entgegen gesetzten Gegend, in Kaiserebersdorf wurde angekauft und die Frankfurter Architekten **Mylius** und **Bluntschi**

Wegweiser.

griechisch-orthodoxen und mohammedanischen Abteilungen. Die offizielle Eröffnung ging am 1. November 1784 fast unbemerkt über die Bühne.

Ein Problem des neuen Friedhofs war die große Entfernung von der Stadt. Als Transportmittel gab es nur Pferdekutschen. Bei schlechtem Wetter, vor allem bei Schnee, kam es regelmäßig zum Chaos. Die Pferdefuhrwerke blieben stecken und gelegentlich mussten sogar die Särge in den Wirtshäusern entlang der Straße abgestellt werden. Bis zu 10000 Leichen mussten im Monat über die Simmeringer Hauptstraße zum Friedhof befördert werden. An kuriosen Lösungsvorschlägen fehlte es nicht. So wurde das Projekt einer „pneumatischen Leichenbeförderung" 1874 im Magistrat diskutiert. Dabei sollten die Leichen nach der Einsegnung in einen Maschinenraum im Stadtzentrum versenkt und mittels Luftdruck in den Zentralfriedhof zur Bestattung befördert werden. Der Magistrat lehnte das Projekt der beiden Erfinder **Franz von Felbinger** und **Josef Hudetz** wegen sittlicher Bedenken ab. Ebenfalls nicht verwirklicht wurde eine eigene Bahn zur Leichenbeförderung mit einer Zentralsammelstelle für die Verblichenen in der ehemaligen Großmarkthalle. Man entschied sich für den Ausbau der bereits bestehenden Pferdetramway, mit der allerdings keine Leichentransporte durchgeführt wurden. Erst nach dem Ersten Weltkrieg beförderte die 1901 elektrifizierte Straßenbahn in Spezialwaggons Särge zum Zentralfriedhof. Das erste Leichenautomobil in Wien gab es erst 1925. Noch bis zum Ende des Zweiten

mit dem Projekt betraut. Vor allem wegen des geplanten interkonfessionellen Charakters sorgte der neue Friedhof bereits vor seiner Eröffnung für heftige Kontroversen. Der katholische Volksverein empörte sich darüber, dass „man uns Katholiken mit Dieben, Mördern, Selbstmördern und Konfessionslosen verscharren möchte".

Als dann noch bekannt wurde, dass der israelitischen Kultusgemeinde eine eigene Abteilung zugewiesen wurde, erhob sich ein ungeheurer Proteststurm und die Katholiken forderten vehement die sofortige Einweihung des Geländes. Da sich der Gemeinderat bis wenige Tage vor der Eröffnung noch immer zu keiner klaren Stellungnahme entschließen konnte, schritt Kardinal **Joseph Othmar Rauscher** mit Wissen des Bürgermeisters **Kajetan Felder** zur Tat. Am 31. Oktober 1874, einen Tag vor der offiziellen Eröffnung, nahm er im Morgengrauen in aller Stille die Einweihung des Friedhofs vor. Somit wurde der Friedhof, der allen Glaubensrichtungen offen stehen sollte, zu einem katholischen Gottesacker mit protestantischen, jüdischen, russisch-orthodoxen,

Lueger-Gedächtniskirche.

Weltkriegs konnte man zwischen einer Bestattung mit dem Pferdewagen oder mit dem Automobil wählen.

Bis der Zentralfriedhof das wurde, was er heute ist, eine Sehenswürdigkeit, die viele Touristen in ihr Besuchsprogramm einplanen, vergingen allerdings noch einige Jahre. Erst unter Bürgermeister **Karl Lueger** wurde der Friedhof repräsentativ ausgestaltet: 1898 gewann der erst siebenundzwanzigjährige Architekt **Max Hegele** den Wettbewerb für die Gestaltung des Portals, der Leichenhallen und der Kirche. Mit der Fertigstellung und Einweihung der Kirche 1911 waren die Bauarbeiten schließlich abgeschlossen. Lueger, der ein Jahr vorher verstorben war, wurde im Gruftgewölbe der Kirche beigesetzt und die Kirche,

Dr. Karl Lueger-Gedächtniskirche benannt. Die wuchtige Kirche mit der riesigen Kuppel und der prächtigen Innendekoration ist eine der bedeutendsten Jugenstilbauten Wiens. Viele österreichische Künstler wirkten an diesem Gesamtkunstwerk des Jugendstils mit. Die Glasfenster stammen aus der Werkstatt Koloman Mosers.

Neben der Kirche sind die von der Gemeinde gestifteten Ehrengräber die Hauptattraktion des Friedhofs. Die österreichische Prominenz aus Kunst, Politik und Wissenschaft der letzten zweihundert Jahre liegt hier bestattet. Um den Friedhof für die Wiener Bevölkerung attraktiver zu machen, verordnete die Gemeinde 1884 die Umbettung von Leichenresten historisch denkwürdiger

Personen aus den alten Friedhöfen Wiens in den Zentralfriedhof und legte damit den Grundstein für dieses österreichische Pantheon.

Wer etwas mehr Zeit hat, sollte noch dem **Krematorium** gegenüber dem Zentralfriedhof einen Besuch abstatten. Das, auf dem Gelände des **„Neugebäudes"** – einem ehemaligem Kaiserschlosses aus dem 16. Jahrhundert in Simmering – erbaute Krematorium nach Plänen von **Clemens Holzmeister** (1886 – 1983) gilt heute als Österreichs bedeutendster „expressionistischer" Bau. Holzmeister erhielt damals den Auftrag, da sich sein Entwurf „Zinne" in seiner Grundhaltung dem auf diesem Gelände stehenden Schloss „Neugebäude" anlehnt. Für Holzmeister

Krematorium.

Ehemaliges Brunnenhaus des Schlosses Neugebäude, heute Krematoriumsverwaltung.

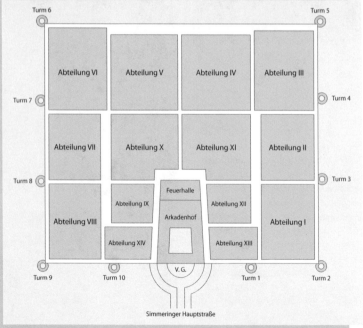

Plan Krematorium.

war der Bau sein Durchbruch als Architekt. Mit dieser Feuerhalle legte er den Grundstein für seine jahrzehntelange erfolgreiche Karriere in Österreich.

Vor allem religiöse Gründe verhinderten lange Zeit die allgemeine Anerkennung der Leichenverbrennung. Noch 1892 verbot die Kirche unter Androhung der „Exkommunikation" die Verbrennung von Leichen und verweigerte Sterbenden, die sich verbrennen lassen wollten, die Sakramente. Trotzdem entstanden in Europa und Nordamerika ab 1873 Krematorien. Das erste österreichische Krematorium hier in Simmering wurde erst am 17. Dezember 1922 eröffnet. Die katholische Kirche änderte erst 1963 das Kirchenrecht und 1966 stellte die Erzdiözese Wien endlich die Feuerbestattung der Erdbestattung gleich.

Krematoriumsofen der Firma Siemens.

Im 19. Jahrhundert begannen sich Ärzte, Wissenschafter, Philosophen und auch das aufgeklärte Bürgertum für die Einführung der Feuerbestattung einzusetzen. Hygienische, ästhetische, aber auch praktisch ökonomische Motive spielten hier eine Rolle. Die Städte wuchsen durch die zunehmende Industrialisierung und die Bodenpreise stiegen rapide. Auf internationalen Kongressen forderte man zunehmend die Möglichkeit der Feuerbestattung aus hygienischen Gründen. An geeigneten Einäscherungsöfen, die es ermöglichten die Leichen geruchs- und rauchfrei zu verbrennen, bastelten aber noch die Erfinder. 1873 präsentierte der italienische Pathologe **Ludovico Brunetti**

seinen „Leichenverbrennungs-Apparat" auf der Wiener Weltausstellung. In Deutschland konstruierte die Firma **Friedrich Siemens** in Dresden einen Verbrennungsofen „nach einem patentirten Regenerativ- und Gasfeuerungssystem" der allgemein Bewunderung erregte, einwandfrei funktionierte und sich auch europaweit durchsetzte. Die ersten Krematorien entstanden 1873 in England, 1876 in Mailand und Washington und 1878 in Deutschland, in Gotha. Dieses erste Krematorium Deutschlands hatte in intellektuellen Kreisen lange Zeit einen besonderen Ruf. So ließ sich auch die Friedensnobelpreisträgerin **Berta von Suttner**, die 1914 in Wien starb, in Gotha verbrennen, da eine Feuerbestattung in Österreich damals noch nicht möglich war.

Medizinhistorisch interessante Gräber am Wiener Zentralfriedhof, eine Auswahl:

Ehrengräber Gruppe 0

Vom Haupteingang (Tor 2) nach links. Die Gräber befinden sich an der Friedhofsmauer. In den alten Ehrengräber der Gruppe 0 Reihe 1 ruhen die vielen Prominenten deren Überreste von den aufgelassenen Kommunalfriedhöfen auf den Zentralfriedhof überstellt wurden.

Ernst Wertheim

Viszanik Michael (1792 – 1872), Nummer 5: Psychiater. Primararzt im Allgemeinen Krankenhaus. Reformierte die Behandlungsmethoden psychisch Kranker. 1839 ließ er die Ketten, mit denen die tobenden Irren ruhiggestellt wurden aus dem Narrenturm entfernen.

Mundy Jaromir (1822 – 1894), Nummer 16: Gemeinsam mit Graf Wilcek und Eduard Lamezan, Gründer und Chefarzt der Wiener freiwilligen Rettungsgesellschaft. Gilt als Pionier des modernen Rettungswesens und des Kranken- und Verletztentransports.

Wirer Franz (1771 – 1844), Nummer 55: Hofmedikus. Gründer der Gesellschaft der Ärzte. Entdeckte die Heilkraft der Ischler Quellen und errichtete in Ischl die erste Solebadeanstalt in Österreich. Nachdem Erzherzogin Sophie, die vorher Nachwuchssorgen hatte, nach einer Salzkur in Bad Ischl den Thronfolger Franz Joseph gebar, wurde Ischl über Nacht weltberühmt.

Jaromir Mundy

Friederich Schauta

Zentralfriedhof

Alte Anatomiegräber

Schauta Friedrich (1849 – 1919),Nummer 85: Gynäkologe. Ordinarius der I. Frauenklinik im AKH. Entwickelte eine Operationsmethode bei der, auch bei Gebärmutterhalskrebs, die Gebärmutter von der Scheide aus entfernt werden konnte. Schauta lag mit seiner Operationsmethode im wissenschaftlichen Wettstreit mit

Wertheim Ernst (1864 – 1920),Nummer 87: Gynäkologe. Ordinarius der II. Frauenklinik im AKH. Entwickelte die, auch heute noch angewendete, abdominale Radikaloperation der Gebärmutter, mit der es möglich wurde, das Gebärmutterhalskarzinom erfolgreich zu behandeln.

Ehrengräber Gruppe 12A

Haupteingang (Tor 2). Die Hauptallee bis zu den Alten Arkaden geradeaus, dann erste Querstraße nach rechts. Die alten Anatomiegräber befinden sich unmittelbar neben den Alten Arkaden.

Alte Anatomiegräber: Hier ruhen die Überreste jener aufgeklärten Männer und Frauen, die testamentarisch ihren Körper dem Anatomischen Institut der Medizinischen Fakultät zu Unterrichtszwecken zur Verfügung stellten.

Neue Anatomiegräber: wurden von der Stadt Wien zur Verfügung gestellt, nachdem die alte Begräbnisstätte zu klein geworden war. Sie befinden sich in der Gruppe 26, R 1.

Ehrengräber Gruppe 14A:

Die Hauptallee vom Tor 2 etwa 300 Meter geradeaus. Die Ehrengräber befinden sich dann auf der rechten Seite.

Billroth Theodor (1829 – 1884), Nummer 7: Chirurg. Bedeutendster Vertreter der II. Wiener Medizinischen Schule. Führte zahlreiche Operationen weltweit als erster durch: Oesophagusresektion 1871, erste Kehlkopfex-

stirpation 1873 und schließlich 1881, nach zehnjähriger Vorbereitung, die Operation, die auch heute noch seinen Namen trägt, die erste erfolgreiche Resektion des Magens.

Eduard v. Hofmann (1837 – 1897), Nummer 6: Begründer der modernen wissenschaftlichen Gerichtsmedizin in Wien. Bekannt wurde Hofmann durch die Obduktion der 200 Leichen des Ringtheaterbrandes 1881 und sein Gutachten über den Tod des Kronprinzen Rudolf in Mayerling 1889.

Ernst, Freiherr von Feuchtersleben (1806 – 1849), Nummer 17: Er ist heute vor allem als Dichter, Schriftsteller und Wissenschaftspolitiker bekannt. Er reformierte vor allem das österreichische Schul- und Hochschulwesen zur Zeit der Revolution von 1848 – Stichwort „Lehr- und Lernfreiheit". Weniger bekannt ist, dass der Psychiater und Dichterarzt Feuchtersleben heute als „Pionier der Psychosomatik" und „Vorläufer der Psychotherapie" gilt.

Schrötter Leopold, Ritter von Kristelli (1837 – 1908), Nummer 19: Als Laryngologe war Schrötter von Kristelli weltbekannt. Er begründete die Laryngologie als Spezialfach an der Wiener Universität und errichtete die erste laryngologische Klinik der Welt im Allgemeinen Krankenhaus in Wien. Weniger bekannt sind seine Leistungen als Sozialmediziner und sein Engagement als Kämpfer gegen die damalige Volksseuche Nummer

eins in Wien, die sogar als Morbus viennensis bezeichnete Tuberkulose.

Weinlechner Josef (1829 – 1906), Nummer 42: Pionier der Kinderchirurgie. War neben Billroth in der 2. Hälfte des 19. Jahrhunderts einer der populärsten Chirurgen Wiens. Als kühner und begnadeter Chirurg war er auch in höchsten Kreisen bekannt und gesucht. Selbst seine kaiserliche Majestät, Franz Joseph I. ließ sich von ihm operieren. Seine „Eleganz der Hantirung, eiserne Ruhe, bewundernswerte Umsicht und staunenerregende Exactheit" beim Operieren rühmten sogar die „Gesellschaftsblätter".

Ehrengräber Gruppe 32A:

Die Hauptallee vom Tor 2 etwa 300 Meter geradeaus. Die Ehrengräber befinden sich dann auf der linken Seite. Hier befinden sich vor allem die von Touristen viel besuchten Ehrengräber berühmter Komponisten wie Beethoven, Brahms, Strauß, Schubert und Lanner und die Mozart Gedenkstätte. Mozarts Gebeine ruhen nach wie vor auf dem St. Marxer Friedhof.

Frank, Johann Peter (1745 – 1821), Nummer 3: Von 1795 bis 1804 Direktor des Allgemeinen Krankenhauses. Hervorragender Organisator und Lehrer. Seine Vorlesungen lockten Studenten aus ganz Europa nach Wien. Gilt heute als Begründer der Sozialmedizin, der Gerichtsmedizin und der Hygiene.

Ehrengräber Gruppe 32C:

An der Hauptallee links, etwa hundert Meter von den Ehrengräbern der Gruppe 32A entfernt.

Pirquet Clemens, Freiherr von Cesenatico (1874 – 1929), Nummer 9: Kinderarzt. Schöpfer des Begriffs der Allergie und Begründer der Allergieforschung. Beschrieb 1907 die Tuberkulinprobe, mit der es möglich wurde, ohne Röntgen eine Frühdiagnose der Tuberkulose zu stellen. Organisierte nach dem ersten Weltkrieg die Amerikanische Kinderhilfsaktion, bei der täglich bis zu 400.000 Kinder ausgespeist wurden.

Wagner-Jauregg Julius, Ritter von (1857 – 1940), Nummer 18: Psychiater. Erhielt 1927 den Nobelpreis für Medizin für die Entdeckung der therapeutischen Bedeutung der Malariaimpfung bei der progressiven Paralyse, einer Geisteskrankheit, die im Spätstadium der Syphilis auftrat und nach wenigen Jahren zum Tod führte. Wagner Jauregg ist weltweit der einzige Psychiater, der diese höchste wissenschaftliche Auszeichnung erhielt. Nach der Entdeckung des Penicillins wurde seine Malariatherapie aber überflüssig. Die von ihm angeregte Jodierung des Kochsalzes zur Kropfprophylaxe ist allerdings noch immer aktuell.

Schönbauer Leopold (1888 – 1963), Nummer 26: Chirurg. Direktor des Allgemeinen Krankenhauses. Bewahrte das Allgemeine Krankenhaus und seine Patienten gegen Kriegsende durch seine Courage und seine Umsicht vor größeren Kriegsschäden. Errichtete mit Julius Tandler die erste Krebsberatungsstelle in Wien.

Ehrengräber Gruppe 33 G:

Hinter den Gräbern – östlich – der Gruppe 32 C.

Ringel Erwin (1921 – 1994), Nummer 2: Selbstmordforscher und Psychosomatiker. Internationale Bedeutung erlangte er durch den Aufbau des ersten Selbstmordverhütungs-Zentrums der Welt in Wien. Ringel gelang es, das Interesse für die damals noch wenig bekannten Themen Psychosomatik und Suizidologie nicht nur bei Fachleuten, sondern auch bei der breiten Öffentlichkeit zu wecken. Ringel gilt heute nach Freud, Adler und Frankl als einer der bedeutendsten Tiefenpsychologen Österreichs.

Ehrengräber Gruppe 33 E:

Links von den Gräbern der Gruppe 33 G.

Posanner Gabriele, Freiin von Ehrental (1860 –1940), Nummer 22: Erste Ärztin Österreichs. Studierte in Genf und Zürich und konnte erst nach langen Kämpfen im 9. Bezirk eine Ordination eröffnen.

Ehrengräber Gruppe 37:

Pecha Albine (1877 – 1898): Die letzte Pesttote Wiens. Infizierte sich bei der Pflege eines Labordieners, der sich durch eine Unachtsamkeit mit Pestbakterien im Labor angesteckt hatte.

Müller Hermann Franz (1866 – 1898): Erkrankte wie Albine Pecha bei der Behandlung des Labordieners Franz Barisch an der Lungenpest. Beide starben im Kaiser Franz Josef-Spital in Wien.

Der Alte Israelitische Friedhof

Israelitische Abteilung, Tor 1:

Politzer Adam (1835 – 1920): Begründer der Ohrenheilkunde. Entwickelte ein Verfahren um die Tubendurchgängigkeit zu prüfen. Der Ausdruck „politzern" ist auch heute noch ein gebräuchliches Wort in der Ohrenheilkunde. Grabstelle 8-1-45.

Stoerk Karl (1832 – 1899): Laryngologe. Wagte als erster einen Eingriff am Kehlkopf, der komplikationslos verlief. Ein bis dahin bestehendes Dogma der Medizin, das jede Manipulation am Kehlkopf untersagte wegen des gefürchteten Glottiskrampfes mit folgendem Erstickungstode, war gefallen. Grabstelle 8-62-43.

Ein einfaches Grab am Alten Israelitischen Friedhof erinnert an einen Patienten, der durch die Entdeckung Karl Kollers schmerzfrei am Auge operiert werden konnte. Es war Sigmund Freuds Vater, Jakob Freud, der als einer der ersten von der Entdeckung des Kokains als Lokalanästhetikum profitierte. Ungefähr zur Zeit der Kokain Episode seines Sohnes musste er sich einer Augenoperation unterziehen. In Anwesenheit Sigmund Freuds tropfte Koller Kokainlösung in das Auge und Königstein führte den chirurgischen Eingriff bei völliger Schmerzfreiheit des Patienten aus. Freud schrieb später: „Koller machte dann die Bemerkung, dass bei diesem Falle alle drei Personen sich vereinigt fänden, die an der Einführung des Kokains Anteil gehabt haben."

Grab von Jakob und Amalie Freud

Man geht über die Zeremonienallee, die hinter dem großen leeren Platz nach dem Eingang beginnt, bis in die Gruppe 50/51. Gegenüber der Gruft der Familie Gerngross biegt man nach links ab und dann nach der dritten Grabreihe nach rechts. Vor einem mächtigen Baumstumpf – das sechste Grab in dieser Reihe, leicht erkennbar an der schwarzen schmiedeeisernen Umrahmung – liegt das einfache Grab der Eltern Sigmund Freuds. Grabstelle 50-4-53.

Viktor E. Frankl

Freud Eltern

Guido Holzknecht

Frankl E. Viktor (1905 – 1997): Er war Professor für Neurologie und Psychiatrie an der Universität Wien und 25 Jahre hindurch Vorstand der Wiener Neurologischen Poliklinik. Die von ihm begründete "Logotherapie/Existenzanalyse" wird auch als "Dritte Wiener Richtung der Psychotherapie" bezeichnet. Er lehrte an der Harvard University, sowie an den Universitäten Stanford, Dallas und Pittsburgh und war Professor für Logotherapie an der U.S. International University in San Diego, Kalifornien. Frankls 32 Bücher sind in 31 Sprachen übersetzt worden. Die englische Fassung von "...trotzdem Ja zum Leben sagen" erzielt Millionenauflagen und wurde in die Liste der "zehn einflussreichsten Bücher in Amerika" aufgenommen.
Grabstätte bei Tor 11, links 20 Meter, dann rechts 10 Meter.

Im Urnenhain, beim sehenswerten „Feuerheiligtum" Clemens Holzmeisters – die Feuerhalle Simmering befindet sich ein paar hundert Meter nördlich vom Haupteingang (Tor 2) – befinden sich im Arkadendurchgang an der Umfassungsmauer links die Urne des Anatomen und Sozialpolitikers **Julius Tandler**

Julius Tandler

(1869 – 1936), dessen vorbildliche Fürsorgeeinrichtungen in Wien weltweit kopiert wurden und unter Nummer 60, die des Röntgenologen **Guido Holzknecht** (1872 – 1931), der als Pionier und Märtyrer seines Berufes in die Geschichte der Medizin eingegangen ist.

Kunstgeschichte

Lueger Kirche (Dr. Karl Lueger-Gedächtniskirche)

11. Bezirk, Zentralfriedhof
Simmeringer Hauptstrasse 234

Öffnungszeiten:
täglich von 11.00 bis 15.00 Uhr
(ausgenommen Trauerfeiern und Messen)
Heilige Messe:
Sonn- und Feiertag, 09.00 Uhr

Führungen durch die Friedhofskirche im Anschluss an die Messe jeden ersten Sonntag im Monat.

Die Pläne für die dem hl. Karl Borromäus geweihte Kirche, die monumentale Toranlage des Friedhofs, die Aufbahrungshallen und die Arkaden seitlich der Kirche entwarf um 1900 der Architekt Max Hegele (1873 – 1945). In den Jahren 1904 – 1910 wurden alle Entwürfe des damals erst 27 Jahre alten Jugendstilarchitekten realisiert. Die der Otto Wagner-Kirche am Steinhof – zumindest auf dem ersten Blick – recht ähnliche, aber weitaus wuchtigere, repräsentativere Kirche zählt zu den bedeutendsten Bauten des Jugendstils in Wien. In der Innenausstattung wirkten zahlreiche bedeutende Künstler mit. Die Mosaike und Glasfenster zählen zu den schönsten Arbeiten des Jugendstils. Die perfekt sanierte und restaurierte Kirche präsentiert sich heute trotz schwerer Kriegsschäden als fast vollständig erhaltenes, einheitliches Gesamtkunstwerk des Jugendstils. Der während der Bauarbeiten verstorbene Bürgermeister Lueger erhielt in der Unterkirche seine letzte Ruhestätte. Damals erhielt die Kirche den Beinamen „Dr. Karl Lueger-Gedächtniskirche".

Krematorium

11. Bezirk, Simmeringer Hauptstrasse 337

Die Feuerhalle der Stadt Wien wurde nach Entwürfen von Clemens Holzmeister (1886 – 1983) in den Jahren 1921 – 23 errichtet. Der auf dem Gelände des „Neugebäudes" – ein ehemaliges kaiserliches Lustschloss, 1704 durch die aufständischen Ungarn zerstört, später Munitionsdepot und nach 1770 abgetragen und zum Teil für die Gartengestaltung (Gloriette, „Römische Ruine") von Schönbrunn verwendet – eigenartige, fast orientalisch anmutende Bau, zitiert Details aus dem noch heute erkennbaren Rest, der einst gigantischen Anlage. Das romantisch-expressionistische Frühwerk war der erster Bau Clemens Holzmeisters in Wien und legte den Grundstein für seine Karriere in Österreich.

Krematorium

🍴 Schloß Concordia (Kleine Oper Wien)

11. Bezirk, Simmeringer Hauptstraße 283
Tel.: 769 88 88
täglich 10.00 – 01.00 Uhr,
Küche 10.30 – 24.00 Uhr

Tour 9

Die blühende Apotheke
Der Botanische Garten der Universität Wien

Haupteingang:
Mechelgasse 2, 3. Bezirk
Straßenbahn Linie 71, Station Rennweg

Ausgangspunkt:
Schwarzenbergplatz; Straßenbahn Linie 71

Ende:
Schwarzenbergplatz

Zeitaufwand:
2 Stunden

Tour 9

Schwarzen-
bergpl.

Hochstrahlbr.

Gußhausstr.

Salesianerg.

Neulingg.

Strohgasse

Reisnerstr.

Rechte Bahngasse

Ungargasse

Unteres Belvedere

Rennweg

Juchgasse

Argentinierstr.

Theresianumg.

Belvederegasse

Mommseng.

Oberes Belvedere

Botanischer Garten der Universität

Aspangstr.

Rennweg

Boerhaavegasse

Fasangasse

Hegerg.

Hohlwegg.

Kleistg.

Favoritenstr.

Viktorg.

Weyringerg.

Landstraßer Gürtel

Rennweg

U Südtiroler Platz

SÜDBAHNHOF

Hochstrahlbrunnen.

Beginnen wir diese Tour am großstädtischen Schwarzenbergplatz mit dem **Hochstrahlbrunnen**, der anlässlich der Fertigstellung der 1. Wiener Hochquellwasserleitung feierlich eröffnet wurde. Mit der Straßenbahn Linie 71 erreichen wir nach kurzer Fahrt die Station Rennweg, von der es nur ein kleiner Fußmarsch zum **Botanischen Garten** der Universität Wien ist. Ein kleines Stück den Rennweg zurück, dann links in die Jacquingasse und die erste Gasse rechts bis zum Haupteingang Mechelgasse 2.

Als riesiges, wildromantisches Freilichtmuseum mit über 9000, sich praktisch täglich verändernden Exponaten präsentiert sich der Hortus Botanicus Vindobonensis. Die „scientia amabilis", die Botanik war bis in die Mitte des 19. Jahrhunderts eine Hilfswissenschaft der Medizin, die als Teil der Arzneimittellehre gemeinsam mit Chemie an der medizinischen Fakultät gelehrt wurde. An der

Wiener Universität erhielt die Botanik erst 1850 eine eigene Lehrkanzel. Wissenschaftliche Botanik betrieb man in Wien aber bereits ab dem Mittelalter. Der 1394 von Padua nach Wien beru-

Gartenanlage.

fene Arzt **Galeazzo di Santa Sofia** – einer der bedeutendsten Ärzte seiner Zeit, er führte unter anderem den Anatomieunterricht in Wien ein – unternahm bereits mit seinen Studenten so genannte Herbulationen, botanische Exkursionen in die Umgebung Wiens. Er hatte erkannt, dass das Studium der Pflanzen nicht durch Bücher, sondern nur in der Natur erfolgen konnte. Da Exkursionen mühsam und zeitaufwendig waren, begann man Mitte des 16. Jahrhunderts mit der Anlage von botanischen Gärten. Der erste Garten dieser Art entstand 1545 in Padua. Da sich diese „blühenden Apotheken" für die Unterweisung der Medizinstudenten hervorragend eigneten, entstanden bald in ganz Europa weitere akademische botanische Gärten.

Die Universität Wien erhielt erst 1754 ihren „botanischen Garten". Kaiserin **Maria Theresia** ließ den „Hortus Botanicus Universitatis Vindobonensis" auf Empfehlung ihres Leibarztes **Gerard van Swieten** anlegen, um darin „die zur Arznei gehörigen aus- und inländischen **Kräuter** zur Belebung der

Nikolaus Joseph Freiherr von Jacquin.

Kräuterbeete.

Wissenschaft zu pflanzen und wo den der Heilkunde Beflissenen, die Kenntnis und Wirkung der Pflanzen an bestimmten Tagen beigebracht werden sollen". 1768 wurde der berühmte Arzt, Chemiker, Botaniker und Mineraloge **Nikolaus Joseph Freiherr von Jacquin** (1727 – 1817) Direktor des Gartens. Neben einigen Prachtbänden mit hervorragenden Pflanzenbildern verfasste er auch die „Anleitung zur Pflanzenkenntnis nach Linnes Methode", die Grundlage des Botanikunterrichts an der Wiener Universität. Mit Nikolaus Jacquin, begann die große botanische Tradition Wiens.

Gärtnerhaus.

Beim großen Wasserbecken im Botanischen Garten befinden sich heute die **Grabsteine** von Nikolaus Jacquin und seinem Sohn Joseph, der seinen Vater als Direktor des Gartens ablöste. Die Grabsteine wiegen jeweils etwa eine Tonne und wurden 1976/77 von Gärtnern aus Kostengründen mit einem Handkarren aus dem Depot für historische Grabsteine der Gemeinde Wien hierher gebracht. Nach dem Transport

waren die Gummiräder platt gewalzt. Seine heutige Form erhielt der Garten im Wesentlichen am Beginn des vorigen Jahrhunderts. Um 1890 installierte man die Gewächshausanlage, die heute

Pflanzensammlung.

Grabsteine von Nikolaus Jacquin und seinem Sohn.

Tropenhaus.

nahezu unverändert besteht. Der Wiederaufbau, des während des Zweiten Weltkrieges fast völlig zerstörten Gartens, war erst zu Beginn der 1960er Jahre abgeschlossen. Die Heilpflanzen, deren Anbau und Studium ursprünglich der Hauptzweck des Gartens war, werden heute vorwiegend im sogenannten Nutzpflanzengarten im Osten der Anlage kultiviert. Der erwerbsmäßige Anbau von Heilpflanzen für medizinisch-pharmazeutische Präparate wird ja schon lange nur mehr in speziellen Gärtnerein betrieben. Der botanische Garten zieht heute Heilpflanzen nur als Unterrichtsmaterial für Studenten heran. Im Nutzpflanzengarten finden sich neben den bekannten klassischen Heilpflanzen auch noch eine Reihe alter Volksheilpflanzen, von denen manche neuerdings wieder modern werden.

Neben den Heilpflanzen, die heute nur einen kleinen Teil des Pflanzenbestandes ausmachen, bietet der botanische Garten eine überwältigende Fülle von bemerkenswerten Gewächsen. Eine Baumsammlung mit rund 1000 Bäumen, ein „Alpinum" mit zahlreichen Wildpflanzen aller Hochgebirge der Erde, Wasserbecken mit der Vegetation von heimischen Tümpeln und Teichen, **Tropenbecken**, „lebende Fossilien",

Jacquin-Platane.

die schon vor etwa 200 Millionen Jahren auf der Erde lebten, Gemüse-, Gewürz- und eine Menge zum Teil bereits historischer Kulturpflanzen geben ein eindrucksvolles Bild von der Vielfalt der Pflanzenwelt unserer Erde. Und dennoch sind die etwa 9000 verschiedenen Pflanzenarten des Hortus Botanicus Vindobonensis nur ein Bruchteil – etwa zwei Prozent – der heute auf der Erde lebenden höheren Pflanzen.

Wenn wir den Botanischen Garten verlassen, gehen wir diesmal geradeaus durch die Praetoriusgasse zurück zum Rennweg. Am Rennweg angelangt, wenden wir uns nach links und stehen fast unmittelbar vor einem prächtigen Baum-Methusalem, der vor dem Botanischen Institut der Universität Wien steht. Die so genannte **Jacquin-Pla-**

tane wurde 1780 während der Amtszeit des Direktors Nikolaus Freiherr von Jacquin gepflanzt.

Jetzt haben wir zwei Möglichkeiten: entweder folgen wir dem Rennweg in Richtung Innenstadt bis zum Schwarzenbergplatz – hier kommen wir auf der selben Straßenseite an der Kirche der Salesianerinnen vorbei und sehen auf der anderen Seite die Gardekirche oder polnische Kirche in der seit 1782 polnische Gottesdienste stattfinden. Erbaut wurde die Kirche unter Maria Theresia 1755 – 1763 für das 1754 von der Innenstadt hierher auf den Rennweg verlegte, vorwiegend für Hofbedienstete bestimmte Kaiserspital. Das Spitalsgebäude hinter der Kirche wurde Ende des 19. Jahrhunderts abgerissen. Vorbei am recht unscheinbaren

Eingang des Unteren Belvedere (Tour 10) gelangen wir wieder zum Schwarzenbergplatz – oder wir marschieren zurück zur Haltestelle Rennweg, wo uns die Linie 71, diesmal allerdings in der anderen Richtung, zurück zum Ausgangspunkt unserer Tour bringt.

Zurück am urbanen Schwarzenbergplatz sollten sie nicht verabsäumen dem Hochstrahlbrunnen einen Besuch abzustatten. Nur wenige Wiener wissen, dass der Brunnen wesentlich älter ist, als das sogenannte Sowjetdenkmal dahinter und mit dem Befreiungsdenkmal – wie es offiziell heißt – absolut nichts zu tun hat. Zum ersten Mal schossen die ringförmig um die riesige Zentralfontäne kalendarisch angeordneten Fontänen – 365 kleine Springbrunnen am Beckenrand, 6 zwischen Beckenrand und Insel für die Wochentage, 12 hohe Strahlen für die Monate, 24 mittlere für die Stunden und 30 kleine für die Monatstage – am 24. Oktober 1873 in die Höhe. Anlass war die Eröffnung der Ersten Wiener Hochquellleitung, die seit damals Trinkwasser – das Wiener Hochquellwasser gilt ja als das beste Trinkwasser der Welt – aus dem Schneeberggebiet in die Stadt bringt. Die gefürchteten Typhusepidemien gehörten in Wien danach der Vergangenheit an. Die Firma Anton Gabrielli, die diese Wasserleitung gebaut hatte, konstruierte und sponserte auch den Hochstrahlbrunnen. 1906 erstrahlten die Wasserfontänen erstmals auch als Leuchtbrunnen. Erst nach dem II. Weltkrieg, am 19. August 1945 wurde hinter dem Hochstrahlbrunnen das Denkmal der Roten Armee eröffnet.

Wiens kleinster Weingarten, Schwarzenbergplatz 2.

Noch eine außergewöhnliche Rarität erwartet uns hier am Schwarzenbergplatz: **Wiens kleinster Weingarten.** Tatsächlich wachsen hier mitten in der Großstadt auf etwa 170 Quadratmeter 75 Weinstöcke. Betreut wird der Weingarten vom Weingut „Mayr am Pfarrplatz" in Heiligenstadt. Gelesen werden die Trauben von der Prominenz der Stadt, allen voran der Bürgermeister der Stadt Wien. Die 60 bis 70 Flaschen Wein, die jährlich abgefüllt werden, kommen bei einer weihnachtlichen Spendenaktion zur Versteigerung.

Kunstgeschichte

Salesianerinnen-Kirche Mariae Heimsuchung

3. Bezirk, Rennweg 8 - 10.

Die Witwe Kaiser Joseph I., Kaiserin Amalia Wilhelmine berief 1716 Nonnen des Ordens von der Heimsuchung Mariens – nach ihrem Ordensstifter Franz von Sales, Salesianerinnen genannt – von Brüssel nach Wien und kaufte ihnen ein Haus mit Garten am Rennweg. Damit gründete sie hier ein Kloster, eine dem Kloster angeschlossene Erziehungsanstalt für adelige Mädchen und errichtete auch gleichzeitig ihren Witwensitz. Bis zu ihrem Tod 1742 wohnte die Kaiserwitwe im rechten Flügel des Klosters. Das Schmiedeeisentor (Rennweg Nr. 8) mit dem Doppeladler und Initialen der Kaiserin auf der rechten Seite der Ehrenhofanlage führten zu ihrem Witwensitz. Am Tag der Geburt Maria Theresias, am 13. Mai 1717 wurde der Grundstein für Kirche und Kloster gelegt, der als Rohbau bereits 1719 den Salesianerinnen übergeben werden konnte. Endgültig fertiggestellt und geweiht wurde die Kirche erst 1730. Den Bau leitete Donato Felice d'Allio, an der Fassade wirkte möglicherweise auch Johann Bernhard Fischer von Erlach (1656 – 1723) mit, der viele von Wiens schönsten Gebäuden entworfen hat. Der Innenraum des längsovalen Kuppelbaues gilt als einer der schönsten barocken Kirchenräume Wiens. Unter dem Hochaltar ist die Stifterin der Kirche begraben. Teile des Klosters werden heute von der Hochschule für Musik und darstellende Kunst genutzt.

Gardekirche Hl. Kreuz, ehem. Kaiserspitalkirche, polnische Nationalkirche

3. Bezirk, Rennweg 5a.

Das so genannte Kaiserspital wurde 1754 vom Ballhausplatz in der Innenstadt auf den Rennweg verlegt. Bereits ein Jahr später ließ Maria Theresia nach Entwürfen ihres Lieblingsarchitekten Nicolaus Pacassi hier eine neue Spitalskirche erbauen. Fertiggestellt und geweiht 1763, wurde die Kirche aber bereits 1769 gründlich restauriert und die Fassade dem Zeitgeist entsprechend umgestaltet. Nach Schließung des Kaiserspitals 1782 übergab Kaiser Joseph II. die Kirche der so genannten polnischen Leibgarde. Seit dem Abbruch des Kaiserspitals in den Jahren 1890 – 98 gehört die Kirche den Resurrektionisten und ist polnische Nationalkirche. Die Innenausstattung ist vorwiegend aus dem 18. Jahrhundert und durch Leihgaben aus der Schlosskapelle Schönbrunn und dem Kunsthistorischen Museum ergänzt. Die moderne Orgel segnete Papst Johannes Paul II. anlässlich seines ersten Wienbesuchs 1983. Rechts neben dem Portal steht auch eine Bronzestatue des polnischen Papstes.

Kunstgeschichte

Schwarzenbergplatz

1. und 3. Bezirk.

Der nach einem Konzept von Heinrich von Ferstel eigentlich nur als prunkvolle Umrahmung des Schwarzenberg-Denkmals geplante Platz zwischen Ring und Lothringer Strasse ist nach und nach weit über dieses ursprüngliche Konzept hinausgewachsen. Den Mittelpunkt des Platzes bildet das 1867 enthüllte Reiterstandbild des Feldmarschalls Karl Philipp Fürst zu Schwarzenberg, des „siegreichen Heerführers der Verbündeten gegen Napoleon" – so die Inschrift am Denkmal – in der Völkerschlacht von Leipzig im Jahr 1813. Sechs mächtige Palais bilden eine Art Ehrenhof um das Denkmal. Das vornehmste und eleganteste, zugleich auch das erste Gebäude am neu angelegten Platz, ist das von Ferstel 1863 – 1867 errichtete Palais des Erzherzogs Ludwig Viktor (Schwarzenbergplatz Nr. 1), der hier zahlreiche rauschende Feste feierte. Nachdem Kaiser Franz Joseph seinen jüngsten Bruder wegen seines „skandalösen" Lebenswandels – er war homosexuell – nach Schloss Klesheim bei Salzburg verbannt hatte, übergab er das Gebäude 1910 dem Militärkasino, einem militärwissenschaftlichen Verein mit großer Bibliothek. Seit Anfang der 1980er Jahre ist das Kasino am Schwarzenbergplatz eine Spielstätte des Burgtheaters.

Gleich rechts daneben, vor dem Haus Schwarzenbergplatz 2 befindet sich Wiens kleinster Weingarten. Der Wein aus diesen 75 Weinstöcken erzielt jedes Jahr bei einer weihnachtlichen Benefizversteigerung sagenhafte Preise.

Die gegenüberliegenden Palais (Schwarzenbergplatz Nr. 16 und 17) baute Ferstel als Wohnhaus für den Industriellen Franz Freiherr von Wertheim, der mit seinen feuerfesten Geldschränken Berühmtheit erlangte. Anlässlich der 20000. „feuerfesten Casse" fand hier ein riesiges Fest statt, für das Josef Strauß die Polka „Feuerfest" komponierte.

Nach der Lothringerstraße weitet sich der Platz trichterförmig und endet mit dem 1873 anlässlich der Eröffnung der Hochquellwasserleitung errichteten Hochstrahlbrunnen und dem 1945 erbauten russischen Befreiungsdenkmal.

Restaurants

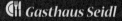

 Gasthaus Seidl

3. Bezirk, Ungargasse 63
Tel.: 713 17 81
Montag bis Freitag: 10.00 – 23.00 Uhr

Salm Bräu

3. Bezirk, Rennweg 8
Tel.: 799 59 92
täglich 11.00 – 24.00 Uhr

Kunstsammlungen – Österreichische
Galerie Belvedere
Tour 10

Ausgangspunkt:
Oper; Straßenbahn Linie D, Richtung Südbahnhof

Ende:
Schwarzenbergplatz

Zeitaufwand:
etwa 3 Stunden

Tour 10

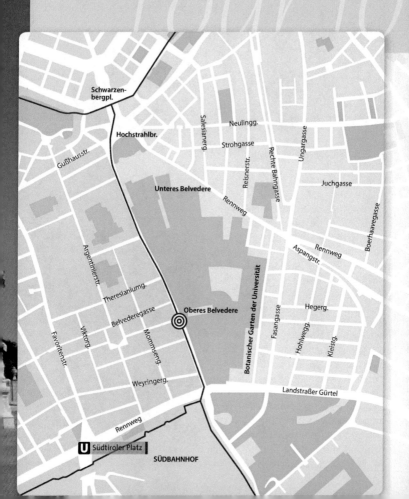

Schwarzen-
bergpl.

Hochstrahlbr.

Gußhausstr.

Saleslanerg.

Neulingg.

Strohgasse

Reisnerstr.

Rechte Bahngasse

Ungargasse

Juchgasse

Unteres Belvedere

Rennweg

Rennweg

Aspangstr.

Boerhaavegasse

Argentinierstr.

Theresianumg.

Belvederegasse

Mommseng.

Oberes Belvedere

Botanischer Garten der Universität

Fasangasse

Hegerg.

Hohlweg.

Kleistg.

Favoritenstr.

Viktorg.

Weyringerg.

Rennweg

Landstraßer Gürtel

U Südtiroler Platz

SÜDBAHNHOF

Schmiedeeisen-Tor, Oberes Belvedere.

Schloss Belvedere, Südseite.

An der Straßenbahnhaltestelle Oper – direkt am Ring, gegenüber der Oper – warten wir auf eine Straßenbahn der Linie D, die gegen den Verkehrsstrom der Ringstraße zum Südbahnhof fährt. Vorbei am Schwarzenbergplatz zuckelt die „Elektrische" durch die Prinz Eugen-Straße hoch und hält für uns direkt vor dem Eingang zum **Schloss Belvedere**. Das Obere Belvedere, vor dessen Westflügel wir jetzt stehen, diente dem österreichischen Feldherrn und Politiker **Prinz Eugen von Savoyen** (1663 – 1736) vor allem zu repräsentativen Zwecken. Das Sommerwohnschloss des Prinzen – auch alles andere als schlicht – war das Untere Belvedere. Beide Schlossbauten, die heute als Hauptwerke barocker Architektur gelten, sind durch eine einzigartige Parkanlage mit Teichen, Brunnen und Gartenskulpturen verbunden. Nach dem Tod Prinz Eugens erwarb Kaiserin Maria Theresia das Schloss, gab ihm

Schloss Belvedere, Nordseite.

Blick auf Wien vom Belvedere.

den Namen „Belvedere" und verlegte die „Kaiserlich Königliche Bilder Galerie" aus der Stallburg ins Belvedere. Unter ihrem Sohn Joseph II. wurde die kaiserliche Gemäldegalerie ab 1781 öffentlich zugänglich.

Das gesamte Ensemble – ein barockes Gesamtkunstwerk – zählt heute zu den schönsten historischen Schloss- und Parkanlagen der Welt. An einem klaren Tag ist der **Blick** von der **Nordseite** des Schlosses **auf Wien** atemberaubend. Im Marmorsaal des Oberen Belvedere unterzeichneten am 15. Mai 1955 die Außenminister der vier Großmächte – USA, Sowjetunion, Großbritannien und Frankreich – den Staatsvertrag und vom Balkon des Saales rief der österreichische Außenminister **Leopold Figl** sein „Österreich ist frei!" in die jubelnde Menge.

Anton Bruckner Gedenktafel.

Menagerie des Prinz Eugen.

Die Sammlungen der Österreichischen Galerie Belvedere reichen vom Mittelalter bis zur Gegenwart. Das Museum im Oberen Belvedere bietet eine phantastischen Überblick über die österreichische und internationale Kunst vom Wiener Biedermeier und Klassizismus über Meisterwerke des französischen Impressionismus bis zum Expressionismus des 20. Jahrhunderts.

Bevor wir aber durch die prächtigen Gärten zum Unteren Belvedere hinabspazieren, machen wir noch eine Runde um die Südseite des Schlosses, wo uns ein wunderbares schmiedeeisernes **Tor** und bei schönem Wetter ein prächtiges Spiegelbild des Schlosses in einem – nur zu diesem Zweck angelegten – großen Wasserbecken für den kleinen Umweg entschädigt. Unter dem Bassin – bitte nicht weitersagen, das ist ein kleines Geheimnis – befindet sich auch heute

noch eine Bunkeranlage aus dem 2. Weltkrieg, in der am Ende des Krieges auch ein Lazarett untergebracht war. Für den Bau dieses Bunkers musste das Wasserbecken – wie man deutlich sieht – um etwa einen Meter gehoben werden, was sich ungünstig auf die Spiegelung des Schlosses im Wasser auswirkte. Am Ostflügel, im sogenannten Kustodentrakt, erinnert eine Gedenktafel daran, dass der Komponist **Anton Bruckner** (1824 – 1896) hier seine letzten Lebensjahre verbrachte und auch hier starb. Östlich vom Oberen Belvedere lag auch die **Menagerie**, der Tiergarten des Prinzen. Hier befanden sich die erste Giraffe, die Wien lebend erreichte und der berühmte Löwe, der angeblich in derselben Nacht wie Prinz Eugen starb.

Nun spazieren wir aber wirklich durch den klassischen französischen Garten

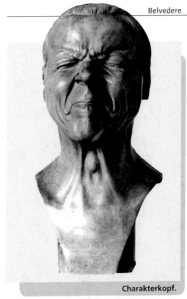

Charakterkopf.

hinab zum Unteren Belvedere, zur Sommerresidenz des Prinzen. Neben dem Museum für mittelalterliche Kunst in der Orangerie bietet hier vor allem das Barockmuseum in den mit unglaublichem Prunk ausgestatteten Wohn- und Repräsentationsräumen die einzigartige Gelegenheit hervorragende barocke Kunstwerke in einem original erhaltenen Ambiente zu besichtigen.

Und hier wird das Belvedere auch ein wenig aus medizinhistorischer Sicht interessant. Ein Barockbildhauer fasziniert bis in unsere Tage nicht nur Kunsthistoriker und Künstler, sondern auch Psychiater und Psychologen: **Franz Xaver Messerschmidt** (1736 – 1783). Nach einer Lehrzeit in München und in Graz taucht der Name Messerschmidt erstmals 1755 in der Schülerliste der Wiener Akademie auf. Der hochbegabte aber mittellose Student verdiente sich

sein Geld zunächst als Dekorateur der Kanonengießerei im Wiener Zeughaus. Die für den Saal des Wiener Zeughauses bestimmten Büsten Maria Theresias und ihres Gemahls, machten den Künstler wegen ihrer überragenden Qualität bekannt und verschafften ihm in der Folge weitere Aufträge aus der Aristokratie.

Als Hauptwerk seiner Porträtkunst gilt die von Kaiserin Maria Theresia bestellte Büste Gerard van Swietens, des Leibarztes der Kaiserin. Messerschmidt vollendete die Büste 1769. Eine kuriose Geschichte wird über diese Büste berichtet, die man 1889 aus dem Allgemeinen Krankenhaus in den Arkadenhof der Universität Wien übersiedelte: zwei Männern im Schlosseranzug trugen Anfang des vorigen Jahrhunderts die wertvolle Büste aus vergoldetem Blei ganz offen davon. Niemand hinderte die frechen Diebe daran. Glück-

Hochstrahlbrunnen.

licherweise tauchte die Büste später im Kunsthandel wieder auf. Seit damals steht auf dem Originalsockel im Arkadenhof der Universität ein Bronzeabguss der Büste. Das Original befindet sich hier im Barockmuseum.

1769 erfolgten auch die Wahl Messerschmidts zum Mitglied der Akademie und seine Bestellung zum stellvertretenden Professor für Bildhauerei. In dieser Zeit begann auch seine psychische Erkrankung. Messerschmidt wurde wegen „seiner merkwürdigen Gesundheit" frühzeitig pensioniert und verlor sämtliche Aufträge des kaiserlichen Hofes in Wien. Seine bis dahin glänzende Karriere war plötzlich unterbrochen. Gekränkt verließ er Wien und zog sich nach Pressburg, dem heutigen Bratislava, zu-

rück. Jetzt begann Messerschmidt mit den Arbeiten, die ihn – allerdings erst posthum – am bekanntesten machten: die Serie der „Charakterköpfe". Diese zu Grimassen verzerrten Köpfe haben dem Bildhauer den Ruf eines „psychopathischen" Künstlers eingetragen und beschäftigen nicht nur Kunsthistoriker sondern auch Psychiater und Psychoanalytiker.

Alle diese Köpfe wurden ohne Auftrag geschaffen und kein einziger zu Lebzeiten des Künstlers verkauft, obwohl viele Interessenten hohe Summen geboten hätten. Für Messerschmidt waren diese Büsten nicht nur künstlerische Arbeiten sondern Gesichter, die er um sich haben musste, um die Geister die ihn quälten abzuschrecken und zu bannen.

Messerschmidt, dessen Krankheit bis heute heftig diskutiert wird, aber möglicherweise als Schizophrenie interpretiert werden kann, konnte sich mit seiner Kunst gleichsam selbst heilen. Seine Schaffenskraft und seine Beobachtungsgabe blieben ihm bis zuletzt erhalten. Als Sonderling verschrien, starb er 1783 im Alter von nur 47 Jahren in Preßburg an einer Lungenentzündung.

Seit 1793 wurden die „Charakterköpfe" immer wieder als Kuriositäten ausgestellt und anlässlich der ersten Ausstellung im Wiener Bürgerspital mit erfundenen Titeln versehen. Von Messerschmidt selbst sind keine Bezeichnungen seiner Köpfe bekannt. Die reichhaltige Literatur und die Auseinandersetzung auch zeitgenössischer bildender Künstler, Psychiater und Analytiker mit den „Charakterköpfen" beweist – und davon kann sich jeder hier im Museum überzeugen – dass bis heute eine ungeheure Faszination von diesen, zur Selbstheilung geschaffenen Kunstwerken ausgeht. Von den insgesamt 69 Köpfen, die in ihrer Mischung aus anatomischer Exaktheit und grotesken Grimassen auf den Betrachter verblüffend, manchmal komisch, manchmal aber auch erschreckend wirken, besitzt das Barockmuseum 16 Originale und eine Anzahl weiterer Köpfe als Gipsabgüsse. Eine Sonderstellung innerhalb der Serie nehmen die „Schnabelköpfe" ein. Objekte, die eine völlig deformierte Anatomie im Gesichtsbereich aufweisen und für den Künstler wohl eine besondere Bedeutung hatten. Der Dichter Nikolaus Lenau bemerkte zu Franz Xaver Messerschmidt: „…es muss etwas in diesem Bildhauer gewesen sein, das ihn leicht zum Narren hätte werden lassen, glücklicherweise lagerte es sich als Kunst in ihm ab."

Wir verlassen Museum und Park und kommen auf den Rennweg, wo wir die Straßenbahn 71 Richtung Ring nehmen können oder nach links zum Schwarzenbergplatz mit dem **Hochstrahlbrunnen** (siehe Tour 9) schlendern. Benannt ist der Platz seit 1880 nach **Karl Philipp Fürst Schwarzenberg**, dessen Barockpalais – heute Restaurant und Nobelhotel – inmitten eines großen Privatparks sich unmittelbar hinter dem Russischen Befreiungsdenkmal befindet.

Schönbrunn
Tour 11

Ausgangspunkt:
U-Bahn-Station U4/Karlsplatz oder
Westbahnhof Straßenbahn Linie 58

Ende:
U-Bahn-Station U4/Hietzing,
Ausgang Kennedybrücke

Zeitaufwand:
etwa 3 Stunden

Schönbrunner Schloßstraße

Schloss Schönbrunn

Palmenhaus

Tiergarten

Neptunbrunnen

Maxingstraße

Gloriette

Grünbergstr.

Schloss Schönbrunn – Erster Entwurf.

Auch wenn Schönbrunn nur ganz, ganz am Rande von medizinhistorischem Interesse ist, sollten sie einen Besuch dieser grandiosen barocken Schlossanlage auf jeden Fall einplanen. Zu erreichen ist Schönbrunn am schnellsten mit der U-Bahnlinie U4. Von der U-Bahn-Station „Schönbrunn" sind es nur wenige Meter bis zum Haupteingang des Schlosses mit den beiden Obelisken. Die goldenen französischen **Kaiserad-**

ler an ihrer Spitze ließ Napoleon 1805 hier anbringen als er Schönbrunn zur Demütigung der Habsburger als Residenz wählte. Vor uns liegt am Ende des 24000 Quadratmeter großen Schlosshofes die meistbesuchte Sehenswürdigkeit Wiens, eine Touristenattraktion, die jährlich Millionen Besucher nach Wien lockt: das prunkvolle barocke Gesamtkunstwerk Schönbrunn.

Hat man etwas mehr Muse, empfiehlt sich eine Annäherung an Schönbrunn mit der Straßenbahn Linie 58 vom Westbahnhof. Dabei kommt man am Ende der Mariahilferstraße am Geburtshaus des nach Sigmund Freud wohl bekanntesten Österreichischen Psychoanalytikers, **Alfred Adler** – Begründer der Individualpsycholgie und

Entdecker des Minderwertigkeitskomplexes – vorbei. Am leider etwas desolaten Eckhaus Mariahilferstraße 208, auf der rechten Straßenseite bei der Straßenbahnhaltestelle „Anschützgasse" befindet sich eine, auch von der Straßenbahn aus gut sichtbare Gedenktafel über dem Hauseingang. Nach dem Technischen Museum auf der rechten Seite biegt die Straßenbahn nach links ab und plötzlich liegt das Schloss Schönbrunn mit seinen Vorplätzen in seiner

Adler am Obelisken.

gesamten barocken Pracht vor uns. Von der Straßenbahnhaltestelle Schönbrunn sind es ebenfalls nur ein paar Schritte zum Haupteingang. Einen ähnlich schönen Blick bietet auch die Fahrt mit dem Bus 10A.

Wie jeder anständige historische Bau hat natürlich auch Schönbrunn eine Legende. **Kaiser Matthias** soll um 1612 bei der Jagd auf der rechten Seite des Wienflusses – das Revier mit Herrenhaus, Lust- und Tiergarten war bereits 1569 durch seinen Vater **Maximilian II.** in den Besitz der Habsburger gelangt – einen „schönen Brunn" mit bestem Trinkwasser entdeckt haben. Dieser Brunnen gab dem Lustschloss Jahrzehnte später seinen Namen. Der **schöne Brunnen** versorgte bis zur Errichtung der Ersten Wiener Hochquellwasserleitung im Jahr 1873 den Wiener Hof mit Trinkwasser. Im romantischen Brunnenhaus gießt auch heute noch die Quellnymphe Egeria das Jahrhun-

derte lang geschätzte Wasser aus einer Vase in ein Becken. Eine Steinplatte mit einem gekrönten „M" an der rechten Wand erinnert an den Entdecker des Schönen Brunnens.

Das Jagdschloss, das Maximilian II. hier errichten ließ, war bis zur Türkenbelagerung Wiens Witwensitz zweier Kaiserinnen und Schauplatz prunkvoller Feste. Bei der zweiten Türkenbelagerung 1683 wurde das Lustschloss praktisch völlig zerstört. **Kaiser Leopold I.**, in dessen Besitz das Schloss 1686 gekommen war, beschloss das verwüstete Jagdschloss nicht zu reparieren, sondern ein neues repräsentatives Schloss bauen zu lassen. Der erste Plan des damals bereits anerkannten Architekten **Johann Bernhard Fischer von Erlach** war eine gewaltige Schlosslandschaft, die sich vom Schönbrunner Schlossberg, dort wo heute die **Gloriette** steht, über den ganzen Hang mit Rampen, Wasserspielen, Kollonaden und riesigen Terras-

Gloriette.

Neptunbrunnen und Gloriette.

sen wie eine Kaskade über den ganzen Hang ergoss. Die Riesenanlage – möglicherweise nur ein utopischer Entwurf mit dem der Architekt sein Können zeigen und gleichzeitig das kaiserliche Interesse gewinnen wollte – wurde allerdings nie gebaut. Verwirklicht wurde ein völlig anderes Projekt. Der Bau eines wesentlich kleineren Jagdschlosses in der Ebene mit einem geräumigen Ehrenhof und einem Obeliskentor im Norden. Von diesem Bau sind heute nur noch die Schlosskapelle und die blaue Stiege erhalten. Die beiden bronzenen Figurengruppen – tatsächlich sind es Öfen – in der Schlossdurchfahrt stammen vermutlich aus dieser Zeit. Nicht alle Habsburger hatten großes Interesse an Schönbrunn. Jahrzehntelang wurde es nur gelegentlich bei Jagdausflügen verwendet. Erst **Kaiserin Maria Theresia** machte Schönbrunn zu ihrem geliebten Sommersitz. Auf sie gehen im Wesentlichen die Umbauten und Erweiterungen zu einem Wohn- und Residenzschloss zurück und nach und nach erhielt das Schloss sein aktuelles vornehmes Aussehen. **Franz Joseph I.**, Elisabeths – Sisis – kaiserlicher Gemahl wurde hier in Schönbrunn geboren, bewohnte mit Sisi den Westflügel und starb auch hier 1916, mitten im 1. Weltkrieg. Kaiserlicher Sommersitz blieb Schloss Schönbrunn bis zum Ende der Monarchie im Jahr 1918. Danach kam es in den Besitz der Republik Österreich.

Hinter dem Schloss erstreckt sich der große Schlosspark nach Süden bis zur Gloriette am Schönbrunner Berg. Der Park ist seit 1779 öffentlich zugänglich und seither ein beliebtes Erholungsgebiet der Wiener Bevölkerung und ein einzigartiger Touristenmagnet. Um den Schlosspark zu entdecken, gibt es viele Möglichkeiten. Einzig der Faktor Zeit beschränkt uns dabei. Bei Zeitnot empfehle ich eine kurze Tour vom Schloss

Schöner Brunnen.

zum Hietzinger Tor, die das naturwissenschaftliche Interesse der Habsburger dokumentiert und am Ende doch noch einen medizinhistorischen Abschluss des Spaziergangs ermöglicht. Beginnen wir unseren Spaziergang an der Gartenseite in der Mitte des Schlosses. Hier treffen die mächtigen Diagonalalleen mit der Mittelachse des Gartens zusammen. Vor uns liegen die streng symmetrisch angeordneten Beete des sogenannten großen Parterre mit Ornamenten wie Stickmuster. Am Ende der Beete imponiert der große **Neptunbrunnen** und auf der Höhe des Schönbrunner Berges überragt die Gloriette alles. Der Mittelweg teilt die Gartenanlage in zwei funktionelle Hälften. Links die Ziergär-

ten – die man über die linke Diagonalallee erreicht – mit romantischen Details wie dem grottenartigen Brunnenhäuschen mit dem Schönen Brunnen, dem eigenartigen Obeliskbrunnen und der römische Ruine, rechts dagegen der naturwissenschaftliche Anteil des Gartens mit dem Tiergarten – übrigens dem ältesten der Welt-, dem **Palmenhaus** und dem Botanischen Garten. Während Maria Theresia sich hauptsächlich um den Ausbau und die Ausstattung des Schlosses kümmerte, widmete sich ihr Gemahl **Franz I. Stephan von Lothringen** vorwiegend der Gestaltung des Gartens. Der naturwissenschaftlich

überaus interessierte Kaiser gründete 1752 die Schönbrunner Menagerie – zwölf radial angeordnete Tierhöfe um einen zentralen Pavillon, von dem aus das Kaiserpaar die Möglichkeit hatte die exotischen Tiere zu beobachten – und ließ ein Jahr später den „Holländisch-Botanischen Garten" am westlichen Rand des Schlossparks anlegen.

Von der Mitte des Schlosses gehen wir entlang der Mittelachse geradeaus über das große Parterre wo sich am Ende der Neptunbrunnen – eine

riesiges Bassin mit Felslandschaft in der sich der Meeresgott mit seinem Gefolge tummelt – erhebt. Auf beiden Seiten vom Neptunbrunnen führt ein Zickzackweg auf die Gloriette von deren Aussichtsterrasse sich ein prächtiger Blick über Schönbrunn und die ganze Stadt bietet. Wir wenden uns aber nach rechts und gehen entlang des Tiergartens etwa 500 Meter bis zum Palmenhaus. Auf dem heutigen Areal des Palmenhauses befand sich einst der „Holländische Garten", ein Botanischer Garten mit Gewächshaus, den Kaiser Franz I. Stephan 1753 vom holländischen Floristen **Adrian van Steckhoven** – er wurde auf Vorschlag des kaiserlichen Leibarztes Gerard van Swieten nach Schönbrunn berufen – anlegen lies. Durch die Tätigkeit anerkannter Botaniker im „Holländischen-Botanischen Garten" wurde der Garten weltweit berühmt. Aufwendige wissenschaftliche Expeditionen im Auftrag des Kaisers brachten nicht nur exotische Pflanzen, sondern auch lebende Tiere nach Wien. **Nikolaus Jacquin**, der spätere Professor für Botanik und Chemie brachte von seiner Westindienexpedition fünfzig Kisten mit Heil- und Giftpflanzen, tropische Bäume und neben verschiedenen seltenen Kakteen auch exotische Vögel für die Menagerie des Kaisers nach Schönbrunn. Später erweiterten Kaiser Joseph II., Franz I. und Franz II. durch Ankauf von Grundstücken das Areal, legten mehrere Gewächshäuser an und pflanzten zu Studienzwecken einen Baumgarten, ein „Arboreum". Vier mächtige Platanen in der Nähe des Palmenhauses stammen noch aus dieser Zeit. Der neue Botanische Garten ent-

Gerard van Swieten

stand 1845 entlang der Westmauer des Parks. Auch wenn die Zeit knapp ist, auf einen Besuch des letzten und größten Palmenhauses des europäischen Kontinents sollte man aber nicht verzichten. Die imposante aber trotzdem leicht und ästhetisch wirkende Eisenkonstruktion wurde im Jahr 1881/82 fertig gestellt. Durch die getrennten aber dennoch miteinander verbundenen Pavillons mit ihren drei unterschiedlichen Klimazonen – mediterran, tropisch und subtropisch – können hier pflanzliche Raritäten aus der ganzen Welt aufgezogen und gezeigt werden.

Am Ende der Tour wird es jetzt doch noch ein wenig medizinhistorisch interessant. Rechts vom Ausgang Hietzinger Tor befindet sich das so genannte Kaiserstöckl. Maria Theresia ließ es etwa um 1751 – damals lag das Gebäude noch außerhalb des Parks – als Wohnhaus für ihren Leibarzt **Gerard van Swieten** – radikaler Reformer des Wiener Medizinstudiums und Begründer der I. Wiener Medizinischen Schule – errichten. Van Swieten war als Arzt vorwiegend Diätetiker und über seine Praxis bei Hof berichtet eine Anekdote in der er der übergewichtigen Kaiserin Maria Theresia ihre Vorliebe für reichliche, üppige und schwerverdauliche Speisen drastisch vor Augen führte. Bei einer Tafel befahl der Leibarzt der Kaiserin einem Lakaien einen Eimer neben seinen Platz zu stellen. Während des Essens nahm Van Swieten ungefähr die gleiche Menge jener Speisen, die Maria Theresia zu sich genommen hatte und warf sie in den Kübel. Erstaunt fragte die Kaiserin: „Aber hör Er, van Swieten, was soll das?" Van Swieten ließ die Kaiserin einen kurzen Blick in das mittlerweile recht unappetitliche Durcheinander werfen und sagte: „So sieht es jetzt in Eurer Majestät Magen aus!" Diese anschauliche Demonstration soll die Kaiserin mehr beeindruckt haben als alle bisherigen Mahnungen zu gemäßigter Diät.

Ende März 1772 bekam der bereits kränkelnde van Swieten auf einer Zehe eine kleine Geschwulst aus der sich einwenig blutiger Eiter entleerte. Nach einigen Tagen wurde die Zehe schwarz und musste amputiert werden. Kurz danach trat dieses Geschwür auch auf einer anderen Zehe auf und einige Tage später war der ganze Fuß „brandig", gangränös würde man heute sagen. Am 18. Juni starb Van Swieten, beweint von der Kaiserin, hier in diesem Haus in Schönbrunn. Sein Grabmal mit einer – von Maria Theresia gestifteten – Büste aus Marmor befindet sich in der Augustinerkirche.

Nach dem Hietzinger Tor wenden wir uns nach rechts und kommen nach einigen Minuten zur Kennedybrücke, von wo uns die U4 oder eine Straßenbahn zurück in die Stadt bringt.

Öffnungszeiten Schloß Schönbrunn:

1. April bis 30. Juni: 08.30 – 17.00 Uhr
1. Juli bis 31. August: 08.30 – 18.00 Uhr
1. September bis 31. Oktober: 08.30 – 17.00 Uhr
1. November bis 31. März: 08.30 – 16.30 Uhr
Tel.: +43-1-81113 239
Fax.: +43-1-81113 333
Email: schauraeume@schoenbrunn.at
Internet: www.schoenbrunn.at

Öffnungszeiten des Parks:

Das Betreten ist bis 30 Minuten vor
der Nachtsperre erlaubt!
1. April bis 31. Oktober: ab 06.00 Uhr
1. November bis 31. März: ab 06.30 Uhr

Torsperrzeiten des Parks:

27. Februar – 05. März: 18.00 Uhr
06. März – 19. März: 18.30 Uhr
20. März – 26. März: 19.00 Uhr
27. März – 30. April: 20.00 Uhr
01. Mai – 21. Mai: 20.30 Uhr
22. Mai – 06. August: 21.00 Uhr
07. August – 20. August: 20.30 Uhr
21. August – 03. September: 20.00 Uhr
04. September – 17. September: 19.30 Uhr
18. September – 2. Oktober: 19.00 Uhr
3. Oktober – 29. Oktober: 18.30 Uhr
30. Oktober – 04. März: 17.30 Uhr

Öffnungszeiten Palmenhaus:

Mai – September: 09.30 – 18.00 Uhr
Oktober – April: 09.30 – 17.00 Uhr

Öffnungszeiten Tiergarten:

Jänner: 09.00 – 16.30 Uhr
Februar: 09.00 – 17.00 Uhr
März: 09.00 – 17.30 Uhr
April: 09.00 – 18.30 Uhr
Mai: 09.00 – 18.30 Uhr
Juni: 09.00 – 18.30 Uhr
Juli: 09.00 – 18.30 Uhr
August: 09.00 – 18.30 Uhr
September: 09.00 – 18.30 Uhr
Oktober bis Ende der Sommerzeit:
09.00 – 17.30 Uhr
November: 09.00 – 16.30 Uhr
Dezember: 09.00 – 16.30 Uhr

Öffnungszeiten Wüstenhaus:

Jänner – April: 09.00 – 17.00 Uhr
Mai – September: 09.00 – 18.00 Uhr
Oktober – Dezember: 09.00 – 17.00 Uhr

Gloriette Aussichtsterrasse:

1. April bis 30. Juni: 09.00 – 18.00 Uhr
1. Juli bis 31. August: 09.00 – 19.00 Uhr
1. September bis 30. September: 09.00 – 18.00 Uhr
1. Oktober bis 31. Oktober: 09.00 – 17.00 Uhr

Brunnen Betriebszeiten:

Neptunbrunnen: 10.00 – 14.00 Uhr
Parkbrunnen: 08.30 – 20.30 Uhr
Orangeriegarten: 08.30 – 20.30 Uhr
Ehrenhof: 08.30 – 20.30 Uhr
Römische Ruine: 10.00 – 16.00 Uhr
Wintersperre: Mitte Oktober bis April

Café Gloriette

13. Bezirk, Schlosspark Schönbrunn
(Gloriette)
Tel.: 879 13 11
täglich 09.00 Uhr bis 1 Stunde vor
Parksperre

Café Dommayer

13. Bezirk, Auhofstraße 2 (Dommayergasse)
Tel.: 877 54 65
täglich 07.00 – 22.00 Uhr

Ein Denkmal
für einen Traum

Tour 12

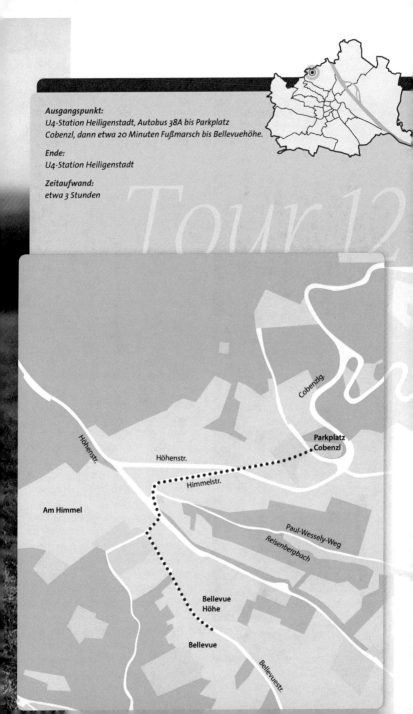

Ausgangspunkt:
U4-Station Heiligenstadt, Autobus 38A bis Parkplatz
Cobenzl, dann etwa 20 Minuten Fußmarsch bis Bellevuehöhe.

Ende:
U4-Station Heiligenstadt

Zeitaufwand:
etwa 3 Stunden

Tour 12

Cobenzlg.

**Parkplatz
Cobenzl**

Höhenstr.

Höhenstr.

Himmelstr.

Am Himmel

Paul-Wessely-Weg

Reisenbergbach

**Bellevue
Höhe**

Bellevue

Bellevuestr.

Sigmund Freud.

DIE

TRAUMDEUTUNG

VON

D.R SIGM. FREUD.

FLECTERE SI NEQUEO SUPEROS, ACHERONTA MOVEBO.

LEIPZIG UND WIEN.
FRANZ DEUTICKE.
1900.

Die Traumdeutung erschienen 1899.

Freud und Fließ.

Kurhotel Bellevue.

Dass der Bellevue nicht zu einem psychoanalytischen Wallfahrtsort geworden ist, liegt nur daran, dass der Himmel in Wien – so heißt die Gegend am Ende der Himmelstrasse im 19. Bezirk – weit außerhalb der Stadt liegt und mit öffentlichen Verkehrsmittel nur recht mühsam zu erreichen ist. Wir überwinden uns, nehmen den Bus 38A von der Endstation der U4-Station Heiligenstadt – und verlassen den Bus etwa 20 Minuten später am Parkplatz Cobenzl. Nach Verlassen des Parkplatzes gehen wir nach rechts und kommen in etwa 400 Meter zur Himmelstrasse, der wir nach links bis zu einem kleinen Parkplatz auf der rechten Seite folgen. Auf der weiten Wiese über dem Parkplatz befindet sich links das Denkmal für den wohl berühmtesten Traum der Welt.

Der 24. Juli 1895 ist nicht ein, sondern der Meilenstein in der Geschichte der Psychoanalyse. An diesem Tag gelang es Sigmund Freud erstmals einen eigenen Traum vollständig zu analysieren. Es ist der Traum von „Irmas Injektion", den er in der Nacht vom 23. auf den 24. Juli im **Kurhotel „Bellevue"** – das damals hier auf dieser Wiese stand – hatte. Fünf Jahre später veröffentlichte Freud diesen Traum in einem Buch, das sein Hauptwerk werden sollte: **„Die Traumdeutung"**. Mehr im Scherz schreibt Freud am 12. 06. 1900 an seinen langjährigen Freund und Kollegen **Wilhelm Fließ** in Berlin: „Glaubst Du eigentlich, daß an diesem Haus dereinst auf einer **Marmortafel** zu lesen sein wird: Hier enthüllte sich am 24. Juli 1895 dem Dr. Sigm. Freud das Geheimnis des Traumes. Die Aussichten sind bis jetzt hiefür gering."

Eine Marmortafel am Haus „Bellevue" ist es zwar nicht geworden – das Bellevue wurde nach dem zweiten Weltkrieg abgerissen, vom ehemaligen Schloss ist bis auf die schöne Aussicht nichts mehr geblieben – aber an der Stelle vor dem Haus in dem Freud diesen Traum gehabt hatte, findet sich heute am Ende eines kurzen Steinplattenweges die Marmorstele mit der Bronzetafel auf der das Faksimile dieses Zitats aus dem Brief eingraviert ist. Zur Enthüllung dieses Denkmals an der „Wiege der Psychoanalyse" am 6. Mai 1977 kam Freuds Tochter Anna damals eigens nach Wien.

Freud verbrachte mehrere Sommer in dem zur Jahrhundertwende beliebten Ausflugsziel und Hotel „Schloss Bellevue" am Ende der Himmelstrasse, die von Grinzing aus steil in den Wienerwald führt. Hier verbrachte er öfters

Mamorstele mit Inschrift.

seine Ferien mit der Familie. Er liebte den prachtvollen Ausblick über Wien und das angenehme Leben in dem im 18. Jahrhundert erbauten Schloss: „Das Leben auf Belle Vue gestaltet sich für alle sehr angenehm; nach Flieder und Goldregen duften jetzt Akazien und Jasmin, die Heckenrosen blühen auf, und zwar geschieht das alles, wie ich auch sehe, plötzlich." Hier in diesem Ambiente hatte Freud nun sein Schlüsselerlebnis. In der Nacht vom 23. auf den 24. Juni 1895 träumte er den Traum, der später in die Annalen der Psychoanalyse eingehen wird: der „Traum von Irmas Injektion". Es gelang ihm diesen Traum „unmittelbar nach dem Erwachen" in allen Einzelheiten zu analysieren, vollständig zu entschlüsseln und damit seinen „Sinn" zu enträtseln. Für Freud war die Analyse dieses Traums der Beweis, dass Träume nicht sinnlos, sondern eine reale Wunscherfüllung sind und das Motiv jeden Traums ein Wunsch ist.

In der Folge analysierte Freud zahlreiche Träume, eigene und die seiner Patienten, und fand immer mehr Beweise für seine Traumtheorie. Er machte sich selbst zum Gegenstand seiner Untersuchungen und zu seinem „wichtigsten Studienobjekt". Durch die Erforschung der Traumsprache, der Traumdeutung, versuchte er einen Weg tief in die Psyche zu finden, um die gefundenen Erkenntnisse in der Behandlung von Neurosen zu verwerten. In dieser Zeit begann Freud auch den Ausdruck „Psychoanalyse" zu benutzen. 1897 war er von seiner Traumtheorie bereits so überzeugt, dass er an Fließ schrieb: „Ich komme mir vor wie das Rumpel-

stilzchen, dass niemand, niemand weiß, dass der Traum kein Unsinn ist, sondern eine Wunscherfüllung." Ende Mai 1899 entschloss er sich „die Traumdeutung", ein Buch an dem er schon lange gearbeitet hatte, zu veröffentlichen. Freud analysiert darin nicht nur Träume, sondern gibt auch Einblick in seine Technik der Traumanalyse. Er zerlegt die Träume in einzelne Stücke und beginnt anschließend zu jedem Teilstück des Traumes frei zu assoziieren. Nicht das logische Denken, sondern der spontane Einfall brachte ihm so das Verständnis für den Sinn des Traumes.

Im November 1899 erschien das Buch, vordatiert auf 1900, im Verlag Franz Deuticke in Wien. Als Motto wählte Freud einen Vers aus Vergils Äneis: „Wenn ich den Himmel nicht bewegen kann, will ich die Unterwelt aufrühren". Es ist dies das erste große Werk der Psychoanalyse. Das Buch verkaufte sich aber nur schleppend. Es dauerte acht Jahre bis die 600 Exemplare der ersten Auflage verkauft waren. Auch die allgemeine und wissenschaftliche Anerkennung blieb aus. Man verglich das Buch mit den damals so beliebten Traumbücherln, mit denen Lottospieler ihre Glücksziffern zu finden hofften. Die „Traumdeutung" wurde in den Fachzeitschriften kaum besprochen und Wien und das Ausland nahm das Buch fast nicht zur Kenntnis. Freuds Traum einen Professorentitel an der Universität Wien zu bekommen erfüllte sich ebenfalls nicht.

Aber alle Ablehnung und Ignoranz konnten Freuds Überzeugung nicht

beirren etwas Weltbewegendes entdeckt zu haben. Und er hatte recht: „Die Traumdeutung" ist sein größtes und wichtigstes Buch. Eines der wenigen Werke die Freud bei jeder Neuauflage sorgfältig revidierte. Es ist ein Jahrhundertbuch, und das nicht nur für die Psychoanalyse, sondern für fast alle Bereiche des täglichen Lebens im 20. Jahrhundert. Freud hatte sein Rätsel gefunden und es gelöst. Ohne „die Traumdeutung" sind viele Bereiche der Kunst, der Literatur, der Malerei und des Kinos heute nicht vorstellbar. Und auch wenn Karl Kraus spottete, die Psychoanalyse sei die Krankheit für deren Therapie sie sich hält, so wurden und werden doch praktisch alle Humanwissenschaften in irgendeiner Form von der Psychoanalyse beeinflusst.

Am Anfang dieser Entwicklung stand der „Traum von Irmas Injektion". Ein Traum dessen Analyse in der „Traumdeutung" 17 Seiten einnimmt. Ein Traum der heute jedem Analytiker geläufig ist und eine Fundgrube für Spekulationen über Freuds eigenes Seelenleben geworden ist. Mit der minutiösen Analyse dieses Traumes hatte Freud jedenfalls seinen Königsweg zum Unterbewussten gefunden. Dieser Traum war es, der ihm den Weg zu seiner umfassenden Theorie des Unbewussten gezeigt hat. Diesen Traum träumte Freud im Kurhotel am Bellevue. Gäbe es dieses Hotel noch, es wäre heute das Mekka der Analytiker und das Zimmer in dem Freud wohnte, die Kaaba. Heute erinnert eine einsame Marmorstele auf einer weiten Wiese – auf der es sich übrigens vortrefflich mit der Seele baumeln lässt – mit einem der schönsten Blicke über Wien an diesen denkwürdigen Tag, an dem der Grundstein nicht nur für eines der revolutionärsten Bücher des 20. Jahrhunderts, sondern für die gesamte Psychoanalyse gelegt wurde.

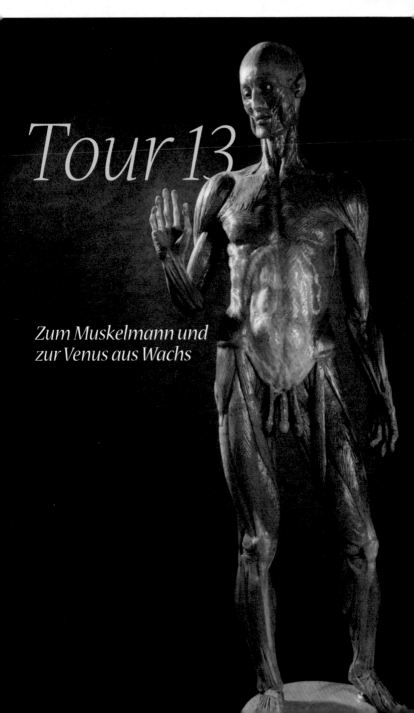

Tour 13

*Zum Muskelmann und
zur Venus aus Wachs*

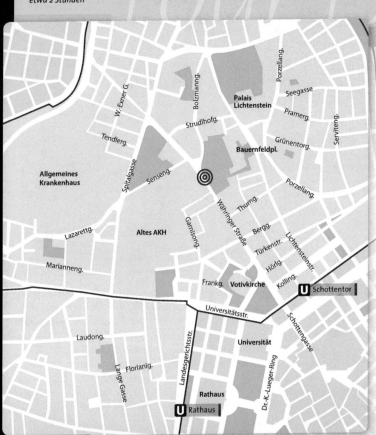

Museum für Geschichte der Medizin im Josephinum
9. Bezirk, Währingerstraße 25

Ausgangspunkt:
Schottenring, Straßenbahn 37, 38, 40, 41, oder 42 bis Station
Schwarzspanierstraße oder Sensengasse. Das Josephinum
liegt ziemlich genau zwischen diesen beiden Stationen. Von
beiden Stationen sind es etwa 7 Minuten Fußmarsch zum
Josephinum.

Ende:
Ende: Schottenring
U-Bahn-Station U4

Zeitaufwand:
etwa 2 Stunden

Tour 13

Josephinum.

Das Museum für Geschichte der Me-
dizin – genau genommen die Samm-
lungen des Instituts für Geschichte der
Medizin der medizinischen Universität
Wien – ist im, wahrscheinlich schöns-
ten Zweckbau Wiens, im **Josephinum**
untergebracht. Die schlossartige Ehren-
hofanlage, gebaut im Auftrag **Kaiser
Joseph II.** gilt als das Hauptwerk des
damals in Wien viel beschäftigen Archi-
tekten **Isidore Canevale**. Die Anlage,
ursprünglich die Medizinisch-Chirur-
gische Militärakademie (Josephs Aka-
demie), eine Ausbildungsstätte für Ar-
meeärzte, eröffnete **Joseph II.** am 7.
November 1785. Zur praktischen Aus-
bildung der Feldchirurgen war das hin-
ter dem Josephinum liegende **Garni-
sonsspital** mit seinen 1200 Betten der
Akademie angeschlossen. Joseph II., der
den bejammernswerten Zustand seines
Heeres-Sanitätswesens genau kannte,
wollte den damals nur handwerklich
ausgebildeten Wundärzten auch eine
theoretische, akademische Ausbildung

Josephinum mit Garnisonsspital.

zukommen lassen. Er wollte für seine
Soldaten und ihre Angehörigen soge-
nannte Medico-Chirurgen heranbilden,
Ärzte die sowohl in Innerer Medizin als
auch in Chirurgie und Geburtshilfe um-
fassend ausgebildet waren. Obwohl es
immer wieder gute Lehrer gab, konnte
sich die Josephs Akademie nie so recht
durchsetzen. Sie wurde mehrmals ge-

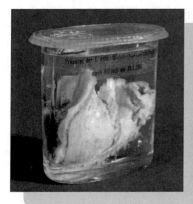

Billroth Magenpräparate.

schlossen und 1874 – nach Gleichstellung der Chirurgen mit den Ärzten und Einführung eines Doktors der gesamten Heilkunde – endgültig geschlossen. Bis zum Ende der Monarchie beherbergte das Haus militärärztliche Fortbildungsanstalten. 1920 bezog das Institut für Geschichte der Medizin die medizinhistorisch bedeutungsvollen Mauern. Die Schätze des Hauses, die Josephinische Bibliothek, wertvolle Instrumente und vor allem die anatomischen und geburtshilflichen Wachsmodelle gingen in den Besitz des Instituts über. Eine Erbschaft, die neben der wissenschaftlichen Arbeit dem Wiener medizinhistorischen Institut Weltruhm verschaffte.

Das ebenfalls seit 1920 bestehende Museum ist in erster Linie ein Museum der Wiener Medizin. Zahlreiche, zum Teil einzigartige Dokumente, Bilder, Bücher und Objekte illustrieren die Entwicklung der Wiener Medizin vom Beginn des klinischen Unterrichts unter **van Swieten** und **de Haen** in der 1754 gegründeten ersten Universitätsklinik im Bürgerspital

(siehe Tour 2), über die im Allgemeinen Krankenhaus neu gegründeten Spezialfächer (siehe Tour 4 und 5) Geburtshilfe und Augenheilkunde bis zu den, die medizinische Welt erschütternden und bereichernden Erfolgen und Entdeckungen der Wiener medizinischen Schule des 19. und beginnenden 20. Jahrhunderts. Besonders schöne Objekte sind das fast vollständig vorhandene chirurgische Instrumentarium in mit grünem Samt ausgelegten roten Lederkassetten, das Joseph II. für seine Akademie anfertigen ließ. Auch Objekte von geradezu „welthistorischer Bedeutung auf dem Gebiet der Medizin" finden sich hier. Darunter ein vom Phrenologen Franz Gall eigenhändig beschrifteter Schädel, das legendäre Waschbecken der Klinik an der **Ignaz Semmelweis**, „der Retter der Mütter" arbeitete, das Operations- und Obduktionspräparat der ersten **Magenresektion**, die **Billroth** am 29. Jänner 1881 durchführte, der Tuberkulinbohrer **Clemens von Pirquets** und das erste von **Bruno Watschinger** entwickelte Dialysegerät.

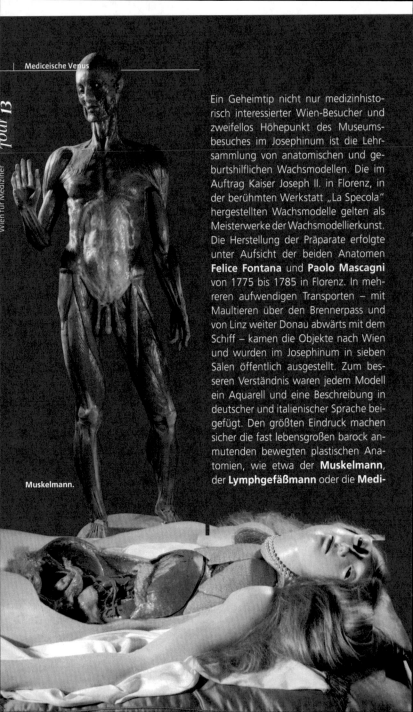

Mediceische Venus

Muskelmann.

Ein Geheimtip nicht nur medizinhistorisch interessierter Wien-Besucher und zweifellos Höhepunkt des Museumsbesuches im Josephinum ist die Lehrsammlung von anatomischen und geburtshilflichen Wachsmodellen. Die im Auftrag Kaiser Joseph II. in Florenz, in der berühmten Werkstatt „La Specola" hergestellten Wachsmodelle gelten als Meisterwerke der Wachsmodellierkunst. Die Herstellung der Präparate erfolgte unter Aufsicht der beiden Anatomen **Felice Fontana** und **Paolo Mascagni** von 1775 bis 1785 in Florenz. In mehreren aufwendigen Transporten – mit Maultieren über den Brennerpass und von Linz weiter Donau abwärts mit dem Schiff – kamen die Objekte nach Wien und wurden im Josephinum in sieben Sälen öffentlich ausgestellt. Zum besseren Verständnis waren jedem Modell ein Aquarell und eine Beschreibung in deutscher und italienischer Sprache beigefügt. Den größten Eindruck machen sicher die fast lebensgroßen barock anmutenden bewegten plastischen Anatomien, wie etwa der **Muskelmann**, der **Lymphgefäßmann** oder die **Medi-**

ceische Venus mit wallendem blonden Haupthaar, zweireihiger Perlenkette und herausnehmbaren Eingeweiden. Mit 102 Objekten ist die geburtshilfliche Sammlung die weltweit größte dieser Art. Auch wenn die Anatomie manchmal nicht mehr ganz stimmt – Mascagni, der gerade die Lymphgefäße erforschte, versah die Präparate üppigst mit Lymphgefäßen, auch dort wo es gar keine gibt – besitzt die Sammlung, heute wie vor zweihundert Jahren einen immensen didaktischen Wert. Kein Foto kann die räumlichen Lagebeziehungen und Proportionen der Organe, Muskeln, Gefäße und Nerven auch nur annähernd so eindrucksvoll vermitteln.

Neben dieser weltbekannten Sammlung beherbergt das Josephinum auch das Nitze-Leiter Museum für Endoskopie, die bedeutendste endoskopische Sammlung der Welt, eine ethnologische Sammlung, die Sammlung für Geschichte der Anästhesie und Intensivmedizin, die einzigartige Josephinische Bibliothek und eine umfangreiche medizinhistorische Fachbibliothek, Handschriftensammlung und Bildarchiv. Das Josephinum präsentiert sich heute nicht nur

als Institut und Museum für Geschichte der Medizin sondern als weltweit anerkanntes medizinhistorisches Dokumentationszentrum.

Institut für Geschichte der Medizin der Medizinischen Universität Wien

Tel.: + 43-1-4277 63401
Homepage: www.univie.ac.at/medizingeschichte/

Museum für Geschichte der Medizin im Josephinum

Öffnungszeiten:
Montag – Freitag: 09.00 – 15.00 Uhr
jeden 1. Samstag im Monat: 10.00 – 14.00 Uhr

Café Stadlmann

9. Bezirk, Währinger Straße 26
Tel.: 0699/81 80 44 71
Montag bis Freitag: 08.00 – 22.00 Uhr

Tour 13

Wien für Mediziner

Restaurants

Tour 14

Berggasse 19
Ein Besuch beim Archäologen der Seele
Wo die berühmteste Couch der Welt –
leider – nicht steht!

Ausgangspunkt:
Straßenbahn 37, 38, 40,41 oder 42 bis Haltestelle Schwarz-spanierstrasse. Etwa 5 Minuten Fußmarsch bergab bis Berggasse 19.
Alternativ: Bus 40A, Haltestelle Berggasse oder Straßenbahn Linie D, Station Schlickgasse

Zeitaufwand:
2 Stunden (Freud Museum etwa 1 Stunde)

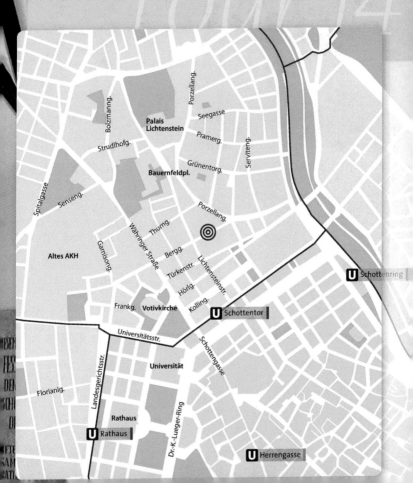

Berggasse 19.

Um zu einer der bekanntesten und berühmtesten Adressen der Welt – ihr Bekanntheitsgrad wird wahrscheinlich nur von Downing Street Nummer 10 übertroffen – zu gelangen, kann man vom Schottentor eine Station mit einer der oben angeführten Straßenbahnen fahren und dann die abschüssige **Berggasse** bis zum Haus mit der Nummer 19 – Geburtsstätte und Gral der Psychoanalyse – hinunterspazieren oder aber man begibt sich auf eine kleine Spurensuche in Sachen Sigmund Freud und folgt einem Weg den Freud selbst oft gegangen ist.

Wir wählen die Variante „Spurensuche" und gehen vom Schottentor zunächst an der Nordflanke der Wiener Universität entlang. Im Arkadenhof, der Ruhmeshalle der Universität (siehe Tour 3) steht übrigens eine **Büste** Freuds mit dem Vers aus „König Ödipus" von Sophokles: „Der das berühmte Rätsel löste und ein gar mächtiger Mann wurde". Beim ersten Zebrastreifen überqueren wir die Universitätsstrasse auf unserer rechten Seite und befinden uns auf einer weitläufigen, noch mit jungen Bäumen bewachsenen Grünfläche, im „Sigmund Freud Park", wo ein Gedenkstein an den Begründer der Psychoanalyse erinnert. Hier und im benachbarten Votivpark – die Parkanlage um die den Platz dominierende Votivkirche – pflegte Freud nach dem Mittagessen und abends mit seinem Hund spazieren zu gehen. Am 6. Mai 1985 wurde auf der Grünfläche die Stele mit einem Zitat Sigmund Freuds enthüllt. Das in den Stein gemeißelte Zitat, aber auch die Quelle des Zitats, die bei der Enthüllung verraten wurde, war

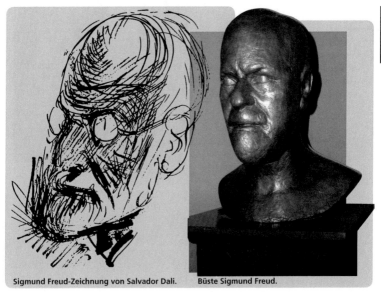

Sigmund Freud-Zeichnung von Salvador Dali. **Büste Sigmund Freud.**

eine klassische Fehlleistung. Beides war falsch. Falsch die Inschrift und falsch die Quellenangabe. Die Inschrift unter den griechischen Buchstaben Psi und Alpha, die Freud als Abkürzung für Psychoanalyse – heute weltweit als Kürzel anerkannt – verwendete, lautete: „Die Stimme der Vernunft ist leise…". Freud schrieb aber: „Die Stimme des Intellekts ist leise, …" Und das Zitat findet sich nicht, wie bei der Enthüllung mitgeteilt wurde in „das Unbehagen in der Kultur" sondern in „die Zukunft einer Illusion" (Ges. Werke XIV/1927c, 377). Ein Doppelfehler, zwei Fehlleistungen (?) auf einem Denkmal. Wie hätte Freud darauf reagiert? Hätte er gelacht? Warum diese Veränderung des Zitats erfolgte und wer dafür verantwortlich

war, ist heute nicht mehr zu klären. Irgendwann in den 1990er Jahren wurde der Text jedenfalls auf das korrekte „Intellekt" ausgebessert. Für alle, die in Freuds Schriften nicht so ganz sattelfest sind und vor dem Besuch des Denkmals nicht rasch noch einen Wochenendkursus in Psychoanalyse belegen wollen, hier der vollständige Text des Zitats: „Die Stimme des Intellekts ist leise, aber sie ruht nicht, ehe sie sich Gehör verschafft hat."

Visitenkarte.

PROF. DR. SIGM. FREUD

WIEN IX,
BERGGASSE 1

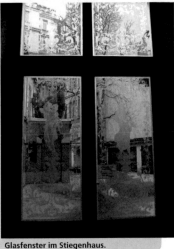

Glasfenster im Stiegenhaus.

Wir durchqueren die keilförmige Grünanlage, und lassen die Votivkirche, einen typischen Ringstraßenbau, der als Dank für ein misslungenes Attentat auf **Kaiser Franz Joseph I.** errichtet wurde, links liegen. Ein Baumkreis im Freud Park – gepflanzt 1997 anlässlich des 40. Jahrestages der Europäischen Union – und ein Granittisch mit zehn Sitzgelegenheiten für die zehn neuen Mitglieder der EU sollen zum Verweilen anregen und den Dialog innerhalb der Union symbolisieren. Bei der Währinger Straße angekommen sehen wir schräg links von uns, auf der gegenüberliegenden Straßenseite – Währinger Straße 10 – den Sichtziegelbau des Chemischen Instituts. Es ist eines der ältesten Gebäude der Neuen Universität. Sigmund Freud nahm hier an chemischen Übungen teil und führte hier vom März 1881 bis Juli 1882 nach eigenen Angaben, wenig erfolgreich Gasanalysen durch. Er selbst betrachtete die Zeit, die er hier verbrachte später als eine verlorene.

Die Währinger Straße stadtauswärts kommen wir nach kurzer Zeit zur Kreuzung mit der abschüssigen Berggasse, in die wir rechts einbiegen. Davor werfen wir aber noch einen kurzen Blick nach links auf das Gebäude an der Ecke Währinger Straße und Schwarzspanierstraße, das Anatomische Institut der medizinischen Universität Wien. Hier befand sich das in einer alten Gewehrfabrik untergebrachte Physiologische Institut des berühmten Physiologen **Ernst von Brücke**. Von ihm sagte Freud später, er sei die größte Autorität, die je auf ihn gewirkt habe. Sechs Jahre, von 1876 – 1882 verbrachte Freud hier als Assistent und Demonstrator. Die nächsten drei Jahre wohnte und arbeitete er auf verschiedenen Abteilungen im Allgemeinen Krankenhaus um sich auf seine ärztliche Praxis vorzubereiten.

In der mit schönen Häusern nicht gerade gesegneten Berggasse kommen wir

Stiegenhaus.

nach ein paar Minuten zum berühmtesten Haus dieser Strasse: Berggasse 19. Eine 1953 von der World Federation for Mental Health angebrachte Gedenktafel erinnert daran, dass hier der „Schöpfer und Begründer der Psychoanalyse" von 1891 bis zu seiner Vertreibung durch die Nationalsozialisten 1938 lebte und arbeitete. Hier ordinierte er, hier schrieb er seine Fallgeschichten und die Bücher, die tatsächlich die Welt veränderten. Seit 1971 erinnert hier aber nicht nur die Gedenktafel an Sigmund Freud, seit 1971 befindet sich in den Räumen seiner ehemaligen Wohnung und Ordination auch das mittlerweile weltberühmte Freud Museum, das jährlich über 65000 Besucher anzieht.

Will man in die ehemalige Ordination vorgelassen werden, muss man – wie damals Freuds Patienten – am Haustor läuten und wird dann eingelassen. Im **Stiegenhaus** mit den prächtigen **Fenstern** aus geätztem Glas folgt man dem Wegweiser zum Museum über die Stiege in den ersten Stock. Hier befand sich rechts, wie das **Türschild** zeigt, der Eingang zur Ordination und links die Tür

Türschild.

zur Privatwohnung der Familie Freud. Da wir keine Patienten sind, läuten wir an der linken Tür und betreten das private **Vorzimmer** der Familie Freud. Ausgestattet mit einem Führungsbuch in fünf Sprachen oder einem Audioguide in Deutsch oder Englisch kommen wir vom Vorraum durch den Museumsshop nach rechts in die ehemaligen Praxisräume Sigmund Freuds. Im Vorzimmer der Ordination, dass weitgehend im Originalzustand erhalten ist, sind einige persönliche Erinnerungsstücke ausgestellt: Freuds **Hut**, ein **Kleiderbügel** aus seiner Ausbildungszeit im Allgemeinen Krankenhaus, sein Spazierstock und ein großer Kabinenkoffer, den Freud bei seiner erzwungenen Emigration nach London verwendete. Viele der Exponate die heute im Museum bewundert werden können, schenkte Freuds Toch-

Hut und Kleiderbügel.

Wartezimmer.

ter Anna dem Museum anlässlich seiner Eröffnung 1971 bei der sie selbst anwesend war.

Nach dem Vorzimmer kommt man in das **Wartezimmer**, das mit Originalmöbeln nach der Erinnerung Anna Freuds und der Haushälterin Paula Fichtl wiederhergestellt wurde. In diesem Raum warteten aber nicht nur Freuds Patienten, hier traf sich auch die so genannte „Psychologische-Mittwoch-Abend-Gesellschaft" die spätere „Wiener Psychoanalytische Vereinigung". In einer Vitrine befindet sich hier auch ein Teil von Freuds Antikensammlung, die seine Leidenschaft für die Archäologie, das Finden, Schicht für Schicht freilegen und das Deuten – wie er es letztlich auch mit der Psyche tat – dokumentiert. Vom Wartezimmer führt eine schalldichte Doppeltüre in den Behandlungsraum. Hier gegenüber der Tür stand es, das

berühmteste Möbel der Psychoanalyse. Der mit einem Smyrnateppich belegte Diwan, die legendäre Couch, die Freud etwa um 1890 von Madame Benvenisti, einer dankbaren Patientin geschenkt bekam. Da Freud bei seiner Emigration seinen gesamten persönlichen Besitz nach London mitnehmen konnte, befindet sich die Couch heute im Freud Museum in seiner Exilwohnung in London, Maresfield Gardens 20. In Wien gibt die großformatige Fotodokumentation des Fotografen **Edmund Engelmann** einen lebhaften Eindruck von der Innenausstattung des Raumes kurz vor seiner Flucht. Auch das anschließende **Arbeitszimmer**, in dem sich Freuds Bibliothek, seine Antikensammlung, der Schreibtisch an dem er seine wichtigsten Arbeiten verfasste und der eigens für Freuds Leseposition – er schwang meist ein Bein über die Sessellehne und hielt das Buch hoch – entworfene ei-

genartige Schreibtischsessel befand, ist
durch die Fotoserie aus dem Jahr 1938
dokumentiert. Die ausgestellten Doku-
mente, Autographen und Bücher im
Raum dokumentieren Leben und Werk
Sigmund Freuds und die Geschichte der
Psychoanalyse.

Mit Objekten aus dem persönlichen
Besitz Sigmund Freuds, Fotos, Doku-
menten, Autographen, dem wissen-
schaftlichen Archiv, der umfangreichen
Bibliothek, und den von Anna Freud
selbst kommentierten Filmdokumenten
aus dem 1930er Jahren – die exklusiv nur
hier und im Freud Museum in London zu
sehen sind – ist das Haus Berggasse 19
heute nicht nur eine Gedenkstätte und
ein modernes Museum, sondern ein Ort
der vielfältigen und spannenden Aus-
einandersetzung mit der Psychoa-
nalyse. Wechselnde Sonderausstel-
lungen und eine zeitgenössische
Kunstsammlung versuchen sicht-
bar und begreifbar die Annäherung
zwischen Gegenwartskunst und
Psychoanalyse aufzuzeigen und zu
dokumentieren.

Wir verlassen das Haus Berg-
gasse 19 – wer will genehmigt
sich noch eine Nachdenkpause
und eine Melange im wenige
Schritte entfernten Café Freud
– wenden uns nach links und
nehmen an der nächsten Kreu-
zung – Station Schlickgasse
– die Straßenbahn der Linie
D, Richtung Südbahnhof, die
uns zum Schottentor (U2), Dr.
Karl Renner Ring/Volksthe-
ater (U3) oder bis zur Oper/
Karlsplatz (U1/U4) bringt.

Sigmund Freud Museum

9. Bezirk, Berggasse 19
Öffnungszeiten: täglich 09.00 – 17.00 Uhr
Juli bis September: täglich 09.00 bis 18.00 Uhr
Führungen gegen Voranmeldung
Tel.: +43-1-3191596
Fax: +43-1-3170279
Mail: office@freud-museum.at
Homepage: www.freud-museum.at

Bibliothek:

Geöffnet jeden Dienstag von 10.00 – 18.00 Uhr

Café Berg

9. Bezirk, Berggasse 8
Tel.: 319 57 20
täglich 10.00 – 01.00 Uhr

Tour 14

Wien für Mediziner

Restaurants

Der Narrenturm – ein medizinisches und
architektonisches Unikat

Tour 15

Ausgangspunkt:
13.Hof des Unicampus. 9. Bezirk, Spitalgasse 2
Straßenbahnlinie 5, Haltestelle Lazarettgasse oder
Straßenbahnlinie 43 oder 44, Haltestelle Spitalgasse und
Fußmarsch durch das alte Allgemeine Krankhaus (siehe Tour 4).

Ende:
9. Bezirk, Spitalgasse 2. Straßenbahnhaltestelle Linie 5/Lazarettgasse
mit Blick auf die „Neuen Kliniken" – siehe Tour 5)

Zeitaufwand:
etwa 2 Stunden

Tour 15

Narrenturm: Grundriss

Narrenturm Innenhof.

Das pathologisch-anatomische Bundesmuseum im **Narrenturm** ist in der glücklichen Lage seine einzigartigen und spektakulären Sammlungen in einem ebenso einzigartigen und spektakulären Bauwerk präsentieren zu können. Einem absolut ungewöhnlichen und geheimnisvollen Bauwerk, das in keinem Reiseführer über Wien fehlt und meist als Beispiel für das dunkle und etwas morbide Wien herhalten muss. Dabei war der, unbestritten etwas düstere, fünfgeschossige „Thurm mit seinen Behältern für die Wahnwitzigen" zu seiner Zeit eine durchaus fortschrittliche medizinische Institution.

Obwohl das festungsähnliche Bauwerk mit seinen 139 **Zellen**, den schweren Eichentüren, den Ketten, den eisernen Ringen an den Wänden und den schmalen schießschartenartigen Fenstern eher an ein Gefängnis als an ein Krankenhaus erinnert, dokumentiert dieses Bauwerk doch den Beginn der „Irrenpflege" in Europa. So befremdlich und unmenschlich uns diese „Pflege" heute auch erscheinen mag, der Narrenturm war zur Zeit seiner Erbauung ein riesiger Fortschritt in der Pflege von Geisteskranken und linderte das Schicksal der Irren in Wien dramatisch. Bis dahin sperrte man die „Wahnwitzigen" wie Verbrecher in alte Gefängnisse und „ließ sie in ihrem eigenen Unrathe verfaulen", und das nicht nur in Wien.

Der Narrenturm war das einzige Gebäude, das im Zuge der Gründung des Allgemeinen Krankenhauses im Jahr

Narrenturm.

1782, tatsächlich von Grund auf neu errichtet wurde. Für den gewaltigen Komplex des Allgemeinen Krankenhauses ließ Joseph II. ja das bereits bestehende Großarmenhaus „nur" baulich adaptieren. Es scheint gesichert, dass der Kaiser selbst auf die Planung und Ausführung des Bauwerks großen Einfluss nahm. Die Vorliebe Josephs II.

für dieses Bauwerk ist mittlerweile legendär. Das Motiv für dieses tatsächlich etwas überraschende Interesse des Kaisers am Turm wird heftig diskutiert. Zur Auswahl stehen: Der Turm als alchemistisches „Opus magnum", Astronomie, metaphysische Astrologie, mysteriöse Numerologie oder vielleicht doch einfach die Aussicht vom Dach des Turms

Zellentür.　　　　　　　　　　　　　　　　　　**Modell einer Zelle.**

auf das von ihm, zum „Heil und Trost" der Kranken geschaffene Spital, auf das er mit recht wahrscheinlich sehr stolz war. Welche Beweggründe der Kaiser auch immer hatte: Der Narrenturm war jedenfalls das erste Spezialinstitut nur für Geisteskranke in Europa, der Beginn einer humanitären Irrenpflege in Wien.

Allgemeines Krankenhaus und Narrenturm 1784.

Am 19. April 1784 bei Neumond und zeitig in der Früh, bezogen erstmals „Wahnwitzige" aus verschiedenen Spitälern Wiens die Zellen im neu errichteten Tollhaus. Einige Tage zuvor hatte **Kaiser Joseph II.** persönlich(!) und überdies mit beträchtlicher Detailkenntnis in einem Handschreiben genauestens festgelegt, wo, wie und mit welchen Patienten der Turm zu belegen sei. Der Turm wurde allgemein als Zeichen der Philantropie des Kaisers für die „Tollen" angesehen. Und das war er auch. Betrachtet man aber die kerkerähnlichen Zellen, in denen zumindest die schwersten und „unreinen" Patienten angekettet auf Stroh ihr Dasein fristen mussten, kann man sich gut vorstellen, um wie vieles grauenvoller die Behandlung der Irren außerhalb des Narrenturmes damals gewesen sein muss. Tobende Irre wurden im Turm zwar – zum Selbstschutz – angekettet, dem Personal war aber ausdrücklich jede üble Behandlung der Irren strengstens untersagt.

Der Narrenturm war bald eine Attraktion und eine Unterhaltung ersten Ranges in Wien. Gegen ein kleines Trinkgeld an

Narrenturm – Historisches Foto.

Protokollbücher.

Alchemisten-Labor.

Schädelsammlung.

die Wärter konnte das hochgeschätzte Publikum den Turm und was noch viel amüsanter war, die närrischen Insassen besichtigen. Ein zeitgenössischer Reisebericht aus London zeigt, dass dieser Zeitvertreib damals nicht nur in Wien beliebt war: „Ich und meine drei kleinen Buben besichtigten die Löwen, die Brücken, die Narren von Bedlham und andere amüsante Schauobjekte der Metropole". Und in der berüchtigten Pariser Irrenanstalt Bicetre zeigte man sie „wie wilde Tiere dem ersten Lümmel, der dafür 6 Heller bezahlt". Erst **Johann Peter Frank** (1745 – 1821) verbot als Direktor des Allgemeinen Krankenhauses den Schaulustigen den Zutritt und ließ 1796 einen Garten anlegen, der nur für die Irren bestimmt war. Die bei den Ärzten im Allgemeinen Krankenhaus unbeliebte Betreuung und Behandlung der Patienten im Narrenturm mussten ab 1784 die zwei

Urologische Steinesammlung.

jüngsten Primarärzte der internistischen Abteilungen übernehmen. Erst 1817 ernannte man erstmals einen zuständigen Primararzt für den Narrenturm. Die Ketten im Turm wurden aber erst 1839 unter Primararzt **Michael Viszanik** (1792 – 1872) endgültig entfernt. Bis 1866 war der Narrenturm mit Kranken belegt. Danach dienten die „Nar-

renbehältniße" als Werkstätten, Personalwohnungen und Dienstzimmer für Schwestern und Ärzte des Allgemeinen Krankenhauses.

Dieses wohl ungewöhnlichste Bauwerk der josephinischen Architektur beherbergt seit 1971 die älteste und mit annähernd 50 000 Exponaten größte Schausammlung pathologisch-anatomischer Präparate der Welt. Den Grundstein für die systematische Sammlung pathologisch-anatomischer Präparate legte eine Verfügung des Sanitätsrates aus dem Jahr 1795: „Da in einem Krankenhaus, in welchem jährlich 14000 Kranke aller Art aufgenommen werden, die beste Gelegenheit gegeben ist, pathologisch-anatomische Präparate zu sammeln, so wird sämtlichen Ärzten im Allgemeinen Krankenhaus befohlen, merkwürdige Stücke in Weingeist aufzubewahren. Den erforderlichen Weingeist liefert das Kran-

Lückenschädel

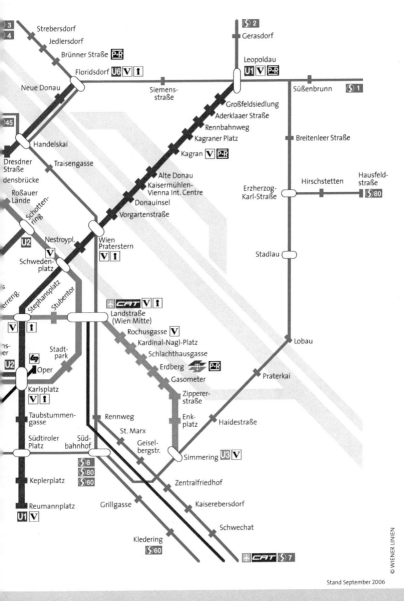

Stand September 2006

© WIENER LINIEN

Printed in the United States
By Bookmasters